编译文库
文库

语言学

**朱 珊 谢 洪 著**

U0272800

# 中医药文化英译策略研究

## A Study on Chinese-English Translation of TCM Culture

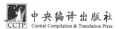

中央编译出版社
CCTP Central Compilation & Translation Press

图书在版编目（CIP）数据

中医药文化英译策略研究／朱珊，谢洪著. —北京：
中央编译出版社，2023.10
ISBN 978-7-5117-4476-0

Ⅰ.①中… Ⅱ.①朱…②谢… Ⅲ.①中国医药学–
文化–英语–翻译–研究 Ⅳ.①R2-05

中国国家版本馆 CIP 数据核字（2023）第 186071 号

## 中医药文化英译策略研究

| | | |
|---|---|---|
| 责任编辑 | 郑永杰 | |
| 责任印制 | 李　颖 | |
| 出版发行 | 中央编译出版社 | |
| 网　　址 | www.cctpcm.com | |
| 地　　址 | 北京市海淀区北四环西路 69 号（100080） | |
| 电　　话 | （010）55627391（总编室） | （010）55627312（编辑室） |
| | （010）55627320（发行部） | （010）55627377（新技术部） |
| 经　　销 | 全国新华书店 | |
| 印　　刷 | 北京文昌阁彩色印刷有限责任公司 | |
| 开　　本 | 710 毫米×1000 毫米　1/16 | |
| 字　　数 | 253 千字 | |
| 印　　张 | 15 | |
| 版　　次 | 2023 年 10 月第 1 版 | |
| 印　　次 | 2023 年 10 月第 1 次印刷 | |
| 定　　价 | 98.00 元 | |

新浪微博：@中央编译出版社　　　微　　信：中央编译出版社( ID: cctphome)
淘宝店铺：中央编译出版社直销店( http://shop108367160.taobao.com)　（010）55627331

本社常年法律顾问：北京市吴栾赵阎律师事务所律师　闫军　梁勤
凡有印装质量问题，本社负责调换，电话：(010) 55627320

教育部人文社会科学研究规划基金项目资助（"中医文化英译策略研究"，项目编号：21YJA740057）

本研究获得北京第二外国语学院著作成果出版资助

# 序 言

如果从西汉张骞开拓丝绸之路算起，中国的翻译已经有两千多年的历史。就新中国成立后而言，变化最大的是过去 20 年，其标志之一是从"翻译世界"转向"翻译中国"成为一种历史的必然和时代的使命。

中国的传统医学，作为"翻译中国"的重要组成部分，其深厚的思想性和学术性成为对外翻译中较为厚重的组成部分。早在 20 世纪 90 年代初，在美国专职推广中国图书的发行商诺伊斯先生告诉我，在"传统中华医学"翻译出版系列里，《中国针灸学》成为美洲中医协会 3000 多名会员人手一册的必备图书。

不得不说，中医药文化翻译的难度相对更高，比如，其中有大量体现中华文化的精神标识和思想精髓的医学术语，以及围绕中国传统文化提出的重要理论和医学命题，都需要通过好的翻译将其内涵向国际社会讲清楚、讲透彻。

中国是世界文明大国，几千年来形成了博大精深的中国文化，这种深厚在中医药文化中熠熠生辉；另一方面，多种历史和语言因素导致包括中医药在内的中国文化没有得到外国人的广泛了解。基于各种历史和现实的、文化和政治的因素，我们也难以指望其他国家能够系统地把中国传统医学介绍给他们的受众。不可否认，从传教士开始至今，很多外国人——特别是汉学家——热衷于翻译中国，对中国传统医学文化的国际传播作出了积极贡献，值得我们尊敬。

中外历史不同、中外文化各异，中医和西方医学形成的背景不同，语义理解等存在巨大差异，百分之百的直译，字对字的死译，传播效果不佳。换句话说，中医药文化的语言表达方式外国人不熟悉，这给对外翻译提出了特殊挑战。作为一个大国，我们需要时刻意识到，全球近 80 亿人当中，除去 14 亿中国人，有大约 66 亿外国人看不懂中文，听不懂中国话。我们必须树立全球视野，学会一言一行都从整个世界而不仅仅是 960 万平方公里的中国范围去考虑，要思考我们的话对方是否能像我们期待的那样来正确理解。我们必须掌握现在流行的国际话语体系，在这个基础上构建中国传统医学国际合作的话语体系。这个任务很大程度上需要通过翻译这个过程来实现。

那么，怎么做好中医药文化的翻译和国际传播呢？这需要中医药文化学者和译者协同协作。中医药文化学者对中医药文化理解得很透彻，但是，对国际受众关注哪些传统医学问题往往不及译者；译者作为联结不同语言和思维的桥梁，更了解外国受众的思维模式和阅读习惯，但对中医药专业知识的理解通常不如医学专业学者。因此，中医药文化学者要给译者提供相对宽松的语言思维转换空间，译者也要注意加强自己的医学素养和国际传播意识，遇到专业问题及时向医学专业学者请教。学者和译者应加强交流合作，双方提供不同的视角，各自取长补短，从而达到珠联璧合的翻译效果。

以朱珊为代表的一代医学翻译人才，既在专业领域经历了多年历练，为国际医疗卫生组织、国家政要和各类机构提供同声传译服务，积累了丰富的中医药翻译经验；又在中医药对外传播领域勇于作为，努力开展医学翻译的教学科研工作，形成了深厚的理论素养。这类人才内知国情、外晓世界，成为搭建中西医学文化交流的有效桥梁。翻译学科的生命力在于同社会结合，为国家发展服务，就本书的内容来说，就是为中医药文化的国际传播服务。中国传统医学走出国门在于未来，需求也在未来。

2021 年，中央有关部门制定了全国翻译人才队伍建设规划，这是新中国成立以来首次针对对外翻译人才队伍建设提出的具有新时代特色的顶层设计方案，提出了培养中译外人才的具体措施，为培养中译外人才提供了及时的指导思想。中医药文化翻译大多数情形下是中译外的一个典型场域。这本书承载着丰富的中医药文化内涵和医学智慧，希望其中阐释的翻译策略能够为翻译实践提供理论支撑，增进中西医学之间的交流与理解，促进中医药与其他医学体系之间的融合与发展，为促进人类文明互鉴增砖添瓦。

中国翻译协会副会长
中国翻译研究院副院长

黄友义

2023 年 11 月 11 日

# 前　言

2021 年 5 月 31 日，习总书记指出，必须加强顶层设计和研究布局，构建具有鲜明中国特色的战略传播体系，着力提高国际传播影响力、中华文化感召力、中国形象亲和力、中国话语说服力、国际舆论引导力。要加快构建中国话语和中国叙事体系，用中国理论阐释中国实践，用中国实践升华中国理论，打造融通中外的新概念、新范畴、新表述，更加充分、鲜明地展现中国故事及其背后的思想力量和精神力量。(新华社，2021)

中医药作为中国传统医学的重要组成部分，具有悠久的历史和丰富的理论体系。随着全球化的进程，中医药在国际上的传播和应用也越来越受到重视。中医药国际传播的重要性不言而喻，它不仅有助于促进中医药文化的传承和发展，也能为全球范围内的健康事业作出贡献。

中医文化是"一带一路"倡议"文化走出去"的优良载体，通过研究它的英译策略，可以有效推动和贯彻落实习近平总书记关于中医药国际化的重要指导思想和指示。本书旨在通过英译策略的创新来构建中医文化国际传播的优良形象，这有利于提高中医文化国际影响力和国际传播效度，促使更多国家和地区接纳中医文化，对推动中华文明走出去具有十分重要的意义。

本书在前期研究成果、学科深度融合以及科学论证等方面具备合理性和可行性，这与中国经济文化发展相适应，是"一带一路"文化走出去的战略需要，创新中医文化英译策略也是国情需要，是树立国际形象所需。通过中医文化英译策略研究体现中国自己的话语权实力，增强文化软实力。另外，这一研究起到克服文化自卑心理，为中医文化在全世界"正名"，构建中华民族中医文化自身独特的传播体系，体现中华民族的民族自信和文化自信。

笔者主要采用对比研究法、描述性研究法和实证研究法，梳理中医文化翻译历史，客观分析其贡献与缺失，提出总体研究问题。通过中医经典著作文化挖掘，厘清中医文化的内涵，提出符合当前中医界共识的可选义项，减少中医文化内涵误传。与此同时，笔者从中医学、术语学、翻译学、词源学等角度论证和研究中医药文化英译的理据和可行策略，明确支撑中医文化的中文认知系统、思维方式，在前人英译技巧的基础上，探索新时代中医文化英译的原则、标准，进而提出较为科学的中医药文化英译策略。

写作过程中，笔者重新审视和完善中医文化英译的实践标准，通过提出英译策略搭建中医文化国际传播的有效媒介。媒介的内涵和外延与中国文化的本土认知紧密相连，化解西方文化在中医文化认知层面的差异，如通变性思维与解析性思维的差异、辩证统一与二元对立的差异等。

学术研究如同一年四季，春耕夏长秋收冬藏。冬日已近，拙作出版在即，虽是笔者研究之沉淀，但囿于写作水平未跻于妙境，笔端所书尚存未臻完美之处。愿蒙方家雅正之言，斧正纰漏，谨领教益，谢恩不尽。

朱　珊

癸卯兔年癸亥月丁丑日

于燕都东郊

# 目录
CONTENTS

**第一章　中医药文化概述** ……………………………………… 1

第一节　引言 ………………………………………………… 3

第二节　中医药文化起源 …………………………………… 5

第三节　中医药文化内涵 …………………………………… 11

第四节　中医药文化国际传播历程 ……………………… 18

参考文献 …………………………………………………… 24

**第二章　英译策略概述** ………………………………………… 31

第一节　引言 ………………………………………………… 33

第二节　中医药文化特征 …………………………………… 35

第三节　中医药文化英译策略 ……………………………… 39

参考文献 …………………………………………………… 57

**第三章　中医药典籍英译策略研究——《黄帝内经》** ………… 63

第一节　研究现状 ………………………………………… 65

第二节 《黄帝内经》英译策略 …………………………… 67

参考文献 …………………………………………………… 85

**第四章 中医药典籍英译策略研究——《伤寒杂病论》** ……… 89

第一节 研究现状 ………………………………………… 91

第二节 《伤寒论》文本特征 …………………………… 93

第三节 《伤寒杂病论》英译策略 ……………………… 96

参考文献 …………………………………………………… 111

**第五章 中医药典籍英译策略研究——《难经》** ………… 115

第一节 研究现状 ………………………………………… 117

第二节 《难经》文本特征 ……………………………… 121

第三节 《难经》英译策略 ……………………………… 126

参考文献 …………………………………………………… 133

**第六章 中医药典籍英译策略研究——《神农本草经》** ……… 137

第一节 研究现状 ………………………………………… 139

第二节 《神农本草经》文本特征 ……………………… 142

第三节 《神农本草经》英译策略 ……………………… 147

参考文献 …………………………………………………… 153

**第七章 中医药术语翻译标准研究** ………………………… 155

第一节 引言 ……………………………………………… 157

第二节 术语标准概述 …………………………………… 159

第三节 《传统医学国际标准名词术语》研究 ………… 169

第四节　《中医基本名词术语中英对照国际标准》研究 … 174

参考文献 …………………………………………………… 178

**第八章　案例分析** ………………………………………… 183

第一节　《金匮要略》方剂术语译名文体风格特征分析 … 185

第二节　中医名词术语英译格式探讨 ……………………… 194

参考文献 …………………………………………………… 203

**第九章　现状、问题与展望** ……………………………… 207

第一节　引言 ……………………………………………… 209

第二节　中医药文化英译策略研究的现状 ……………… 209

第三节　中医药文化英译策略研究的问题与展望 ……… 213

第四节　结语 ……………………………………………… 218

参考文献 …………………………………………………… 219

——

第一章
中医药文化概述

# 第一节　引言

中医药是中国古老文明传统的一个重要组成因子，是土生土长的中国传统文化之一。岁月变迁，国际交流环境日益复杂，科学技术日新月异，中医药至今仍在我国医药领域发挥着重要的作用，是带动我国医药科技走向世界舞台中心的传统科学技术。在中医药文化研究的漫长岁月中，其内涵、起源和传播始终是中医药文化组成和发展的主题。

关于中医药文化起源的研究，现有研究主要集中在两方面：一是从单一角度探讨中医药文化起源。如张胜忠从中医药的神话传说起源角度出发，研究了有关伏羲、神农、黄帝创始医药的神话传说与原始社会图腾文化的关系，认为这种中医药文化起源于原始社会图腾崇拜和承袭衍化。有学者则以疫病流行及其原型分析为线索，联系早期治法（如热熨、火灸、砭刺等）探讨了古代以腺鼠疫为代表的疫病流行与中医药文化起源间的内在联系（Fu，2006）。然而，刘艳芳、张少博则认为中医药文化源于河洛地区文化，因为上古时期的神农、伏羲、岐伯等医药人物均是高频活动在河洛地区，奠定了中医药文化阴阳学说的基础。随着中医药文化的发展和中国国际化步伐加快，西医东渐现象成为学界新的研究趋势。在此背景下，仵燕（2014）从中医药基本理论方面探讨了中西医文化起源相同，但是却因民族文化中不同的认知模式、思维模式，以及造成两者同源殊途的原因。

二是总体上研究中医药文化起源，这类研究文献多为著作。现有文献记载中医药文化起源主要有以下四种说法：一是考古发现的铜器、铜针等工具的形状和用途；二是神话传说，上古神话传说中的神农、伏羲、岐伯等医药人物；三是动物本能，认为受伤寻求自我救治是人类的本能，和动物受伤时寻求救治是一个道理。四是儒、释、道和易文化，如明代医学家张介宾在《医易义》中说："医易同源，医易相通，《易》肇医之端。"（吴鸿洲，2010；张成博、程伟，2016；何少初、张婉容，2017；常存库，2017；陈邦贤，2017；李照国，2019）。

关于中医药文化内涵研究方面，现有研究可分为两个方面，一是对中医药文化内涵的定义，如胡真、王华（2013）认为中医药文化是中华民族优秀传统文化中体现中医药本质与特色的精神文明和物质文明的总和。二是研究中医药文化典籍及其术语的文化内涵。如王家葵（1994）、余瀛鳌（2013）认为《神农本草经》文化因受汉代儒家哲学、神仙学说和阴阳五行学派思想的影响，蕴含着明显的汉代文化特征。张丽艳（2014）、张胜忠（2015）则描述了《伤寒杂病论》中蕴含的重视方术、重视生命的处世态度以及永恒的中医药精诚为民的医德文化。刘旭等人（2017）则研究了《难经》中描述脾脏实体的药学术语及其蕴含的中医药文化思想。国峰宝、马其南（2021）研究了《黄帝内经》中以救人为中心的人命至重观、以医术为基础的治病救人观，以及以患者为核心的因人而治观等医德文化思想。潘海鸥等（2022）基于知识图谱研究了《黄帝内经》中医术语翻译的现状。然而，中医药典籍文化博大精深，典籍和术语数量不胜枚举，有必要从宏观角度研究中医药典籍文化的内涵与外延。何阳（2010）、刘鹏（2017）则从整体上研究了中医药典籍文化及其术语蕴含的思想，以为后世重新认识中医药典籍提供了全新的思考维度。

在中医药文化传播研究方面，现有研究主要集中在中医药文化传播的策略和效果方面。中医药文化的传承、传播与发展是中华文明薪火相传的重要体现。因此，研究中医药文化传播的路径、方式、特点，梳理中医药文化传播的历史发展，从中可以发现中医药文化传播的问题，寻求突破的方法，更具历史意义和现实意义。这有利于促进中医药文化的国际形象建构，提高国家的文化软实力（毛嘉陵，2014；王明强等，2015；王松林、唐韧，2015）。上述文献梳理初步表明中医药文化起源、内涵和传播研究具备坚实的基础，这为进一步研究中医药文化英译策略提供了一定的知识储备。

## 第二节　中医药文化起源

中国是世界上发现早期人类化石和文化的重要地区之一。据考古出土文物记载，早在170万年前，人类就已劳动、生息、繁衍在中华大地这片广阔的土地上。在漫长的岁月中，人类不断认识自然、改造自然，并创造了中医药文化，使之成为中国传统文化中最浓墨重彩的一笔。关于中医药文化的具体起源，众说纷纭，本研究主要集中在考古与神话传说、动物本能以及易文化三方面。

# 一、考古与神话传说

## （一）考古发现

从考古角度来看，中医药文化起源最早可追溯至距今约 300 万年的旧石器早期。目前，考古专家已在该时期的云南元谋人遗址发现最早的古人类化石：云南元谋盆地出土的人类牙齿和上肢骨化石。在同一时代的蓝田猿人、北京猿人和县猿人遗址中，考古学家也发现了经敲击打制的简陋石器，这反映了人类早期制作使用工具的情形。距今 170 万年的云南元谋人遗址中出土了动物骨骼化石及黑色炭屑状物质，证明元谋人不仅会制作工具，而且已学会用火和保存火种。在距今 20 万年的旧石器中期的陕西大荔人、湖北长阳人、山西丁村人等遗址，出土了尖状器、多边刮削器、三棱器等石器。在距今 4 万年的旧石器晚期的河套人、北京山顶洞人等遗址中发现了穿孔骨针、加工过的鱼骨、贝壳等，这表明此时的人类已初步掌握了磨、钻、挖、穿孔等技术。

在距今 8000 年前的新石器时代，河姆渡遗址中出土了骨耜和成堆的稻谷、彩陶、纺织用的木机件。这表明远古人民在与疾病斗争的实践中，逐渐学会了应用石制或骨制工具在身体上实施治疗，现称之为砭石。运用砭石治病的医术在中医上称为砭术，砭术是中医的六大医术之一。

1995 年，山东博家遗址出土了一具距今约 5000 年的人类骨骼，其颅骨右侧顶骨有一个直径为 31 毫米 × 25 毫米的圆洞，周围有明显的刮削痕迹和骨组织修复迹象。经专家考证，该男子曾做过开颅手术，术后存活期至少为 2 年。同一墓葬出土的遗迹还有钻孔的石斧、骨制的梳子和带针鼻的骨针。经专家分析，当时已有超过颅骨硬度的刮削刻凿工具和合适的术后缝合条件。这是我国目前新发现的成功的开颅手术实例。另外，在青海民和县阳山出土的一个距今4000年前的头骨上，有一个凿开的钝三角形大孔，从开孔的创缘生出骨刺及"晕圈"状刮削面来看，术后病人存活时间较长。

## （二）神话传说

神话传说中关于中医药文化起源的说法主要集中在伏羲、神农和黄帝三者的传说上（何少初，张婉容，2017）。

### 1. 伏羲勾勒了中医药文化雏形

伏羲生活在原始游牧年代，那时的自然环境，树木繁茂、水草丰美。原始居民依靠捕猎和放牧为生。大自然是人们天然的饮食来源。那时候的人类渴了饮甘泉，饿了烤兽肉。伏羲作为当时部落的领袖，经常仰观天象，研究日月星辰的运行；俯身察地形，考察山川沟壑的走向，又观察鸟兽动物皮毛上的纹彩和生长在大地上的各类植物。他近从己身取象，远从器物取象，从中受到启发，开始创造九针和八卦。

《帝王世纪》一书中记载："伏羲氏……乃尝百药而制九针，以拯夭枉[①]焉。"九针，是九种针具，即镵针、圆针、鍉针、锋针、铍针、圆利针、毫针、长针和大针。因此，伏羲创制"九针"，是传说中我国中医药文化中针灸的起源。

八卦由一阳爻和一阴爻组成，成分简单却意义复杂。通过八卦，人们可以通晓万事万物变化的性质，能分类归纳万事万物的形

---

① 夭枉：因疾病早死、冤死的人。

状，这就是后来中医药文化中的五行阴阳说起源。八卦包含了伏羲时代的人类对自然界、人类社会等的思维认知模式，来源于祖先们的生活实践，同时又反哺到人们的生活实践中，此后，医、药成为人们生产生活中一项重要的内容和实践。《黄帝内经》《神农本草经》这两部中医药典籍的形成，就是一个极有力的证明。此外，现代许多中医药名也与八卦有关：如八宝坤顺丹、安坤赞育丸，皆取坤为阴，为女性，用以治疗妇女的气血亏损、月经不调、精神不振等症；推拿部位也有以八卦命名的，围绕掌心周围，近第三掌骨小头处为离，顺时针排列，依次为坤、兑、乾、坎、震、巽各穴。运此"八卦"处，可开胸化痰，解除气闷。

### 2. 神农描绘了中医药文化蓝图

《史记纲鉴》一书中记载："神农尝百草，始有医药。"这表明，神农是中医药文化的创始人。与伏羲一样，神农极其重视寻药疗疾。《荆州图记》一书记载神农生于厉乡（又称烈山，今湖北随州）："山上有神农洞，高三十丈，长二百丈。"《史记·补三皇记》《左传》《礼记》中亦有相关的记载。那时人们生活安逸，但经常面临疾病无法治疗而死亡的情形。正如《淮南子·修务训》："古者民茹草饮水，采树木之实，食蠃蚌之肉，时多疾病毒伤之害，于是神农乃教民播种五谷……尝百草之滋味，水泉之甘苦，令民知所避就，当此之时，一日而七十毒。"由此可见，神农为了百姓有药可医，遍尝百草，试药性，固有后来《神农尝百草》一书，也进一步丰富了原始时代人们的中医药组成。

《帝王世纪》一书中记载："神农重八卦之数，究八八之体为六十四卦。"显然，这是对伏羲八卦思想的进一步发展。伏羲的八卦取象于自然，而六十四卦既取象于自然，又取象于人事，是八卦思想量和质的飞跃，其对现代中医药文化影响深远。现代许多中医药学家多用六十四卦来论述医理，分析生死疾病。

### 3. 黄帝构筑了中医药文化的殿堂

上古神话传说中最著名的医药文化创造者是黄帝。据史书记载，黄帝生长于姬水之滨，以姬为姓，自幼聪慧过人。其身体似黄龙，长了四张面孔，能驭百神，役禽兽，主司风雨雷电。他能使阴气和阳气相互交感，产生雷电风雨、雾霜露云等，拥有超自然、超人的本领，传说中的一切发明，都集中在黄帝和他的臣子们身上，如创造宫室舟车、衣服、冠冕、陶器，发明文字、律吕、算数、调历、音乐等。特别是黄帝作为医药之神，整理了神农所尝试过的百草性味及治病经验，与其臣子讨论医学理论，创制医经，成为医学始祖。

传说黄帝之臣俞跗，有高超的医术，能割皮解肌，抉脉结筋，实施外科手术，他的医道，可谓妙手回春，能使出丧的车子往回走，使准备埋葬的死人起死回生。岐伯，相传亦为黄帝之臣，又是黄帝的太医，奉黄帝之命尝味各种草木，典主医药。他还与雷公研讨经脉。《黄帝内经》即黄帝与岐伯讨论医理而作。

## 二、动物本能

最初的人类由动物进化而来，多少保留了一些动物本能。在中医药文化起源方面，首先涉及动物本能（祝长坦、祝大中，1983）。人类本能的医疗行为同动物在伤病时自我保护的本能反应是一样的，是以自身行为为基础的，相关例子有很多，如蜂和蚁中有"医学组织"，甚至有专司救助的"医师与护士"，或专门的"助产士"。受伤的蚂蚁被同伴拽回洞内，几乎淹毙的蜂被同伴救出水外，看护至恢复健康，这如人类落水后的救助和看护一样。蝮蛇头部被其他蛇咬伤后，大量地喝水，两小时后头部的肿胀逐渐消退，如同人类抢救危急病人大量输液一样。野兔患肠炎后，会四处寻找马莲草吃，将肠炎治愈，如同人类患肠胃炎会打葡萄糖液、抗生素液等一样。野猪受伤，通常会跑去泥泞的地方翻滚，直至受伤地方全部布满泥巴，如同人类受伤后会寻求外物止血一样。无可否认，动物的这些行为对人类应用医药、形成医药文化具有极其重要的启示。随着人类的进化，最原始的人类所具有的"自我保存本能"[①]，为后来中医药的应用与发展打下坚实的基础，也是中医药文化的一个重要起源（於祥森，1983）。

## 三、易文化

医易结合可追溯至《周易》经文之中（马伯英，2019）。在六十四卦中，直接或间接涉及医理的卦达 39 处之多。这充分说明在西周初年，《周易》正式问世前，该书介绍了部分医学方面的内容。战国时期，《易传》成书，其中也涉及医学问题，这不仅充分体现了医易相关，也证实了医易同源的观点（马伯英，2019）。所谓"医易"就是指《周易》一书中蕴含的哲学思想和象数原理对中医药文化的指导与影响，即易文化向中医药文化的渗透融合。著名中医药典籍《黄帝内经》就十分清晰地告诉读者：中医药文化是如何与易文化水乳交融的。

---

① 弗洛伊德指出，自我保存主要体现在生物体先天所具有的求生的本能倾向，它的表现形式是生物体本身依靠对外界物质或能量的吸收才保证自身得以存在。

《周易》一书中阐述了五行阴阳说，同时五行阴阳说不仅是中医药文化的基石，而且贯穿于中医药文化的整个发展过程。无论是古代中医药学或是现代中医学，都将人体内部脏与脏、腑与腑和脏与腑之间的关系；人与自然界、人与社会环境、自然界与社会环境之间的关系；中医药学中的四气五味关系，均看成是对立统一的关系，这与《周易》中的阴阳思想息息相关。明代著名医家张介宾在《类经》一书中，撰写了《医易义》《大宝论》等长篇内容，进一步促使医与《周易》相结合，后经世人的发展，逐渐形成"医易学"。"医易学"不仅成为整个中医学说的一个分支学科，而且成为中医药文化的一个重要组成部分。因此，《周易》作为古代思想文化的源泉，不仅对数千年中国思想文化的形成与发展产生了深远而关键的影响，而且对中医药学和医学文化体系的形成与发展产生了极大的影响。"医易同源"便高度体现了易文化对中医药文化起源的重要影响。

上文介绍了中医药文化主要的三个起源：考古与神话传说、动物本能以及易文化。然而，学界目前关于中医药文化的起源尚未形成统一的看法，亦有部分人认为中医药文化起源于儒、释、道文化，巫、食物等，不一而足，这些都值得进一步的思考与探究。

## 第三节 中医药文化内涵

目前，学界应用较为普遍的中医药文化概念是胡真、王华（2013）的界定：中医药文化是中华民族优秀传统文化中体现中医药本质与特色的精神文明和物质文明的总和，它以中国传统哲学、文学、史学为基础；由中医药精神文化、行为文化、物质文化三个方面构成，包含中医药文化理念、文化实践、文化环境三个层面；体现中医药的人文属性；具有塑造中医药文化核心理念和价值观念，形成中医药学思维方式和认知，揭示中医药学规律，影响中医药事业传承与发展和增强中华民族文化认同与自信，扩大中华文化影响力的功能。毫无疑问，中医药文化是中华民族五千年传统文化的重要组成部分，是包含和超越中医药本身的一种文化形态，与中国传统文化的其他形态融为一体，并渗透到人们的日常文化生活当中（兰凤利，2003；吉文辉，2009）。中医药是具有中华民族特色的文化符号（吉文辉，2009）。随着中医药在临床实践中的应用越来越广泛，中医药逐渐和其他学科结合，中医药文化内涵也衍生出了许许多多的其他特质，如普世性、基础性、时代性和特殊性等。

中医药文化内涵与其他学科的结合主要体现在中医药文化内涵在建筑设计和教育工作中的应用。林岭、林升乐（2006）结合中国医药传统文化内涵特征，运用适合的建筑技术设计了校园博物馆，与现代建筑文化和中国传统医药文化结合，展现出别具一格的新式文化建筑。陈晨（2015）结合中医药文化在药用植物专类园中的表达应用，探讨基于中医药文化主题的药用植物专类园规划设计，不仅为药用植物专类园文化特色的营造提供途径，还丰富了中医药文化的继承和传播方式。何星海等学者认为校园文化建设是大学精神的体现，校史是大学精神传承的重要载体。通过开展生动具体的校史教育工作，让中医药院校师生感受中医药深厚的文化内涵，树立高尚的职业道德，真正将中医药大学的精神理念传承发扬，为造就中医药事业的创新人才提供精神源泉。罗璟等学者研究了中医药文化内涵在医学实践管理中的应用价值，认为中医药管理文化中的整合理念和人性化理念较为适用于手术室综合管理，能够从多个角度提升管理质量。

实际上，经过漫长的历史发展，"中医药文化内涵已经延伸至以中医典籍、中医名家、中医文物、中医史迹为研究对象和载体；以中医药文化哲学基础和文化根源，中医名家名著的文化思想和名家风范，中医道德观念，中医行为规范，中医药文化传承与创新等为研究内容"（胡真、王华，2013）。外延内涵主要体现在以下三方面：中医药文化内涵中的哲学基础；中医药典籍史迹；中医药事业的传承与发展。中医药文化内涵的内外部分相辅相成、相互促进，相互影响又相互制约，共同体现着中医药文化的本质与特色。

## 一、哲学基础

《黄帝内经》一书中表述："阴阳者，天地之道也。万物之纲纪，变化之父母，生杀之本始，神明之府也。治病必求于本。"这说明了中医药文化的哲学基础：元气论和阴阳五行学说。"元气论具有本体论的性质，旨在说明天地万物的客观统一性和整体性；阴阳五行学说更具有认识论和方法论的特征，在实践中表现为整体观念和辨证论治，这是中医药学的核心思维，它们相互之间也不是孤立的，构成了一个'气—阴阳—五行'的逻辑结构系统。"（殷忠勇，2019）

## （一）元气论

哲理意义的"气"，就是指作为世界万物之本原或元素的"气"，它可以化生万物，其本身与物理意义的"气"相通，而生理、心理、伦理乃至审美等意义的"气"都由此衍生而来（李存山，2006）。《老子》一书认为在阴阳万物生长过程中，气是阴与阳之间接触、转化的桥梁与载体。因此，我们平常说的"阴""阳"可以理解为"阴气""阳气"。由此可以理解为：阴阳承载万物的化生通道，充当万物之源的角色。随着道家理论的发展，"道"成为哲学上的理论实在，"气"成为哲学上的物质性的本体。哲学上，道即是气，气即是道，二者相生相融，相伴相合，成为万物生存繁衍与发展的哲学阐释。后经过稷下学派的发展，"气"延伸出了"精气说"。"精气说"认为"气"虽然能生万物，但更重要的是"精"。正如《管子·内业》中所言："精也者，气之精者也。凡物之精，比则为生。下生五谷，上为列星。流于天地之间，谓之鬼神；藏于胸中，谓之圣人。"正是因为"精气"的存在，五谷、流星、鬼神等万物得以化生。于是，等到"精气说"盛行之际，各方医者马上抓住了这一建构医学理论的"新工具"：医理以"气"为本，含"精气"而生，以"血气"运动、变化、生长。由此，"气"成为哲学与医学沟通的媒介与桥梁，也成为万物化生、变化、运动的原动力与生命力源泉。

## （二）阴阳五行学说

阴阳五行学说包括阴阳说和五行说，其作为中国文化的骨架，形成于战国后期到西汉中期（庞朴，1984）。据《尚书·洪范》一书记载："五行，一曰水，二曰火，三曰木，四曰金，五曰土。水曰润下，火曰炎上，木曰曲直，金曰从革，土爱稼穑。润下作咸，炎上作苦，曲直作酸，从革作辛，稼穑作甘。"由此可见，五行的本质是五种物质元素：水火土金木，这五种元素也被认为是大地构成的五种基本物质（马伯英，2019）。后经农业的发展、冶金技术的兴起，水火土金木五种物质元素也就成为五种功能作用系统的代名词。五行相生、相胜、相协，使天地万物有生有死，有类同相招，有互相制约（陈久金，1986）。这是中医药"七味"配伍原则和根本原则"四气五味"的基本医理来源，万物相生相克、相辅相成、相互影响却又相互制约，正如药物的药性一样，相须、相使、相畏、相恶、相反、相杀、相成，周而复始，生生不息。

最早使用"阴阳"一词并带有抽象意义的对立，用以解释自然界现象的人，是伯阳父。据《国语·周语》记载："幽王二年，西周三川皆震。伯阳父曰：'周将亡矣！夫天地之气，不失其序。若过其序，民乱之也。阳伏而不能出，阴迫而不能悉，于是有地震。今三川皆震，是阳失其所而镇阴也。阳失而在阴，川源必塞；源塞，国必亡……'是岁也，三川竭，岐山崩。十一年，幽王乃灭，周乃东迁。"后来越来越多的人用阴阳之变来揭示自然变化，逐渐形成了阴阳之间的制约关系和转化关系。随着抽象程度的提高，阴阳学说逐渐和五行说和气说联系起来。《易经》一书首次将阴阳抽象到比较具有普遍性的程度。阴阳、气和五行的这种结合逐渐抽象化、概括化，由最初用来解释自然现象的理论，逐渐发展到解释万事万物对立属性的根本规律，这为中医药学理论取阴阳五行学说作为骨架奠定了坚实的哲学基础。

## 二、中医药文化典籍史迹

中医药文化内涵外延中的中医药文化典籍史迹主要是指中医药典籍的内涵、人文价值和思想研究，中医药经典文献在中国传统文化和中医药文化发展中的地位作用研究，中医药经典文献对中国传统文化与中医药文化的影响研究，中医药经典文献与中国传统文化经典文献的相互关系研究等（胡真、王华，2013）。中医药文化能够历经千年而不衰，文化内涵不断更新、与时俱进，中医药文化典籍在其中发挥了巨大的作用。其中对现代医学影响最大的，是学界公认的"中医药四大经典"：《黄帝内经》《黄帝八十一难经》（简称《难经》）、《神农本草经》和《伤寒杂病论》（简称《伤寒论》）。

《黄帝内经》是现存最早的中医药典籍，该书分为两部分《黄帝内经·素问》和《黄帝内经·灵枢》。《黄帝内经》作为一部综合性医书，系统地建立了医药文化内涵中的阴阳五行说、脉象学说、藏象学说等，奠定了中医对人体生理、病理、诊断和治疗的认知基础（范祥涛，2020）。《难经》旧传为战国时秦越人（扁鹊）所著，现多认为成书于《黄帝内经》之后，不晚于东汉。全书贯以提出问题、解析释难的形式，将以《黄帝内经》为主的中医医理进一步解释、阐发和系统化，其中针灸为主要阐述的中医药文化，涉及经脉、腧穴、刺法、治则和选穴等主要理论；但《难经》中形成的一些针灸理法，与《黄帝内经》相比，颇具不同（赵京生、姜姗，2022）。因此，一般将其视为《黄帝内经》之后相关流派或者中医理论文化的进一步发展。《神农本草经》（简称《本经》）是对战国到东汉时期药物学发展的全面总结，是我国现存最早的本草专著（李柏霖等，2022），在中医药文化典籍研究中具有极高的学术地位。《伤寒论》是中国医学史上现存最早的一部理、法、方、药兼备的完整系统的临床医学著作，该书所运用的辨证论治原则和方法，确立了中医诊治疾病的规范；所记述的理法方药相结合的辨治经验，对中医临证医学的发展影响极其深远；所记载的大量复方，组方严谨，疗效显著，被后世称作"众方之祖"（张存玉等，

2021）。

## 三、中医药文化事业的传承与发展

中医药文化事业的传承与传播体系是中医药文化内涵发展研究的一个关键领域。中医药文化千年不衰的重要因素之一是不断地传承和发展。传承是一个动态的过程，具有传递、承接、沿袭创新、承上启下之意（徐永红，2020）。文化传承是文化的内在属性，不仅包括了对文化的继承和传播，更包含着对文化的创造性发展（李飚刚，2013）。中医药文化是中华民族数千年与疾病相互斗争过程中不断借鉴、吸取、融合中国古代丰富的哲学、文学、地理、天文、佛学、道学、儒学以及诸子百家学说的精华（胡真、王华，2013），由此形成的传统医学独特的宇宙观、生命观和疾病观（徐永红，2020）。数千年来，中医药文化传承处在一个动态的建构过程中，具有历史的继承性和发展的流变性（Hall，1989）。中华传统文化生生不息，源远流长，中医药文化的传承在其中功不可没。当代中国进入中国特色社会主义新时代，中医药文化传承是建设新时代中国特色社会主义事业的重要内容，有助于推动中华传统文化继往开来、可持续发展，也是提高中国文化软实力建设的重要载体。

在中医药文化传承发展的数千年来，院校教育是中医药科技以及中医药文化传承的主流教育模式。当然，这种模式也取得了显著的传承效果。然而，随着新时代人工智能、物联网、5G、元宇宙等高新技术的发展，在保留传统中医药文化传承发展模式的同时，我们也有必要创新新的教育模式，如借鉴几千年来中医药文化家族世袭、师承传承的有益经验，在技术的帮助下开创新的中医药文化传承模式，降低传承成本，提高传承效果。这能促进使中医药文化薪火相传，绵延不绝。

# 第四节　中医药文化国际传播历程

中医药文化是中华文化走向世界的重要一环。2015 年，中国科学家屠呦呦获得诺贝尔生理学或医学奖，中医药文化传播与学习在国际社会掀起阵阵浪潮。据相关文献记载，我国中医药文化的国际传播历程最早可追溯至 17 世纪。然而，目前关于中医药文化国际传播的历程的研究并不多，主要集中在中医药英译史研究、传播学视角下的中医药文化国际传播研究和中医药文化国际传播的效果与困境研究三方面。

一是中医英译史研究。盛淑芳（2009）认为中医英译在中医药文化的国际传播过程中起着非常重要的作用，有利于读者充分认识中医药文化，感受其医学价值的同时，也发掘中医药文化中的文学价值和史学价值，促进中医药文化多方面多维度的传播。付明明（2016）、常存库（2016）为了有效地推动当下中医药文化在世界范围内的传播，回顾和梳理了中医药文化英译发展历程以及中医药文化中的文献英译传播历程，以史为镜，归纳总结中医英译的成功经验及其不同历史时期的特点以及面临的问题，认为目前阻碍中医药文化国际传播的主要问题是翻译过程中的信息失真，中英之间难以实现真正意义上的对等。要实现中医的国际化，做到像西医那样无障碍的全世界传播，中医英译工作不容小觑。

二是传播学视角下的中医药文化国际传播研究。徐永红

（2014）研究了中医药文化对外传播中的编码（语内编码和语际编码）策略，强调发挥"二度编码"作为异质文化间交流汇通变压器的作用，提出中医药文化对外传播的"八W"模式，旨在形成一个创造、修改和转变的文化共享过程。同时从国内外现存中医药名词术语标准、中医药术语标准化策略、语言推广的战略意义、汉语的媒介语言地位等角度，探讨中医药文化建构与国际话语权强化问题，减少对外传播中的文化偏向，推动中医药文化对外传播事业健康有序开展。梁惠惠等学者则认为新媒体传播时代，中医界应当充分借鉴相对成熟的健康传播和科学传播的理论与实践经验，积极重构中医文化的新媒体传播价值，充分发挥新媒体环境下中医文化的正向传播效应。李照国（2019）则从把中医药文化传播细分为中医药翻译、中医药术语、中医药典籍方面的传播，总结出各部分的传播历程和意义，以期为中医药文化的国际传播提供丰富的史料借鉴。

三是中医药文化国际传播的效果与困境研究。目前，中医药文化传播存在四方面的问题：假中医、伪中医频出和真中医失语的矛盾；传播策略的弱化和中医文化重要性越发突出的问题；中医神秘化和大众化的矛盾；中医国际热和国内冷的矛盾等。其原因主要有：一是传播机制、传播效果不行，民众心理上对中医不够重视，传承态度不够认真，国际化的发展带来的西医冲击等。中医文化传播突围的对策有：中医院校应该成为中医文化传播的主体；构建政府主导下的社会协同公众参与的立体传播机制；中医文化需要大众化和时代化（陶林、张宗明，2015；张焱，2019）。

结合上述文献梳理和中医药文化数千年来的传播历程，本书把中医药文化的国际传播历程分为四个阶段：17世纪至1840年的萌芽阶段；1840 年至 1978 年的实践探索阶段；1979 年至今的繁荣阶段。

## 一、初期萌芽阶段（17 世纪—1840 年）

15—17 世纪发生的地理大发现，促进了全球生态、农业、历史、文化的迁徙与广泛交流活动（Unschuld et al.，2011）。17 世纪的中国仍旧处于封建王朝的统治之下，但由于中国历史悠久，自然条件优越，形成了富足的自给自足的小农经济（Lefevere，1977）。据《尚书·禹贡》一书所记载：周朝之际，中国便已形成了"东渐于海，西被于沙，朔南暨声教，讫于四海"的庞大帝国。后著名的《马可·波罗游记》中描述了繁华的中国景象，由此吸引了大批商人和传教士来华。各国访华学习人士在与中国进行交流时，不可避免地接触到中医药文化。自此，这门古老的充满神秘色彩的东方医学逐渐走入世人眼中。

然而，明末清初开始，中国古代社会政府逐渐实行闭关锁国政策，中外交流受到了极大的限制，中医药文化对外传播也受到了限制。莱柏赫认为："那时候的中医没有发展为科学，主要有以下三方面的原因：一是雍正禁教终止了西方科学的传入；二是中国不擅长与邻国交流；三是中文书写的语言是一种阻碍。"（Lepage，1813）利玛窦曾在《利玛窦中国札记》一书中写道："实际上，他们大多数人都不愿与神父打交道，唯恐由于里通外国而失宠。"（Bassnett，2013）中医药文化博大精深，因此，短期的通商或者传教难以了解到中国传统文化，更遑论掌握深奥的中医药文化了。因此，至 1840 年，也就是鸦片战争打开国门这段时期，中医药文化国际传播的作品非常少，主要以中医药专著和中医药典籍对外的翻译对外传播为主。各国人士也是局限在对中医药文化的"知道"层面，并未有对其深入研究。

据马堪温（1978）统计，17世纪，西方共出版有关中医药的书籍约10种，其中脉学3种、针灸5种、药物1种、通论1种；18世纪初到鸦片战争期间，则共约60种中，其中针灸47种、脉学5种、临床2种、药学1种、医史2种。然而，这些作品仅是向西方传播了零星的中医药文化信息，并没有起到中医药文化国际传播和研究的促进作用。正如法国汉学研究体系的创始人雷慕沙所言："由传教士或医生翻译或介绍到西方的中医知识的准确率究竟有多少？如果译者中文不精、中医不懂，甚至没有受过西医教育，不要说读通中医经典，就是读懂中医可能性都不大。"（Nida et al.，1969）

## 二、实践探索阶段（1840—1978年）

1840年鸦片战争爆发，直至1949年中华人民共和国成立，这段时期，中国内忧外患，面对外国赤裸裸的资源掠夺和西方传教士的精神侵略，中医药文化的发展举步维艰。此外，"西方医学自进入中国后，其科学性和实效性得到了人们的广泛认同；传统中医在与西医持续的冲突和竞争中遇到了前所未有的劫难。"（Gadamer，2013）新中国成立初期，由于历史遗留问题和国际社会对中国的不重视，中国仍然处于较为隔绝的状态，期间的中医药文化交流多是非官方途径，由民间团体或者组织举办一些学术活动、对外交流来传播中医药文化，还有一部分就是对中医药文化感兴趣的外国人自发研究中医药文化。因此，该阶段的中国医药文化国际传播发展异常艰难，无论是国家政府或者民间团体，均处在中医药文化国际传播的艰难的探索阶段。

20 世纪 70 年代后，中国与欧美之间的外交关系解冻，邦交逐渐正常化。中医药独特的理论体系和临床上所收到的显著疗效引起了各国医学人士的关注和重视，并以惊人的速度在民众中得到了传播和认可。中医药文化又逐渐在西方国家兴起。1972 年，美国总统尼克松访华，彻底拉开了中医药文化国际传播的序幕。中医药文化国际传播的渠道逐渐扩大，不仅有官方交流通道、民间团体组织，也有越来越多的国际期刊、学术会议等主动传播中医药文化，有些甚至建立了专门传播中医药文化的国际交流平台。同时，中医药也逐渐应用在临床实践中。20 世纪 70 年代末改革开放，中国国门进一步打开，中医药文化国际合作与交流步伐逐渐加快。西方各国开始陆续研讨中医基础理论，涉及脏腑、阴阳、五行、六淫病因等（付明明，2016）。"70 年代末，西方国家逐渐开始对中医药展开深入具体的研究，重在探索宿病沉疴、疑难杂症和心身疾病的中医治疗规律与机理，如戒毒、减肥，治疗艾滋病（AIDS）和脑系统疾病。"（段青，康小梅，2009）

## 四、繁荣发展阶段（1979 年至今）

20 世纪 80 年代，改革开放的春风逐渐吹遍全中国。中华民族的发展呈现出一派生机勃勃的景象。对外文化交流逐渐频繁，中医药文化深入发展。在此期间，中国出版了第一本中医药文化词典辞书——由北京中医学院出版的《汉英常用中医药词汇》。1981 年，世界卫生组织（WHO）在西太平洋地区的办事处成立了针灸术语国际标准制定工作组（世界卫生组织，2009）。中医药文化传播中的术语进一步的标准化与规范化。1984 年刘必先主编了《汉英中医名词辞典》（*Chinese English Dictionary of Chinese Medicine*）；1986年，欧明主编了《汉英中医辞典》（*Chinese-English Dictionary of Traditional Chinese Medicine*）；1987年，人民卫生出版社组织编写了《汉英医学大词典》（*The Chinese-English Medical Dictionary*）（王小芳、刘成，2013），这表明中医药文化国际传播趋势进一步加强与规范化。2007年，《传统医学名词术语国际标准》和《中医基本名词术语国际标准》两套中医药文化术语翻译标准发布，标志着中医药文化传播日益规范化发展。国际中医药文化交流更加有据可依，有法可循。

2015年，屠呦呦获得诺贝尔生理学或医学奖，中医药作为"解读中国传统文化的基因图谱"（方剑乔，2018）和"一带一路"人文交流的重要组成部分得到了国家的高度重视（訾晓红，2021）。2016年，国务院印发的《中医药发展战略规划纲要（2016—2030年)》中把中医药发展上升为国家战略，并且明确将"实施中医药海外发展工程"确定为未来15年中医药发展的重点任务。2019年，一场名为"中医药文化走进联合国万国宫"的展览在联合国日内瓦办事处所在地万国宫开幕，进一步推动中医药文化走向世界。此次展览运用智能中医体质检测报告、智能调配中医芳疗复方等科技手段，展现了传统中医药文化的与时俱进。

同年，第72届世界卫生大会通过了包含起源于中国的传统医学的国际疾病分类第11版（ICD－11），中医药正式接入这一国际主流医学分类体系。与此同时，中医药被纳入多个政府间人文交流合作机制，藏医药浴法列入联合国教科文组织人类非物质文化遗产代表作名录，打造了一批中医药国际文化传播品牌，与共建"一带一路"国家传统医学教育合作迈出坚实步伐，中医药的国际认可度和影响力持续提升。2022 年，国务院印发《"十四五"中医药发展规划》，该《规划》是新中国成立以来首个由国务院办公厅印发的中医药五年发展规划，是继《中医药发展战略规划纲要（2016—2030 年)》《中共中央国务院关于促进中医药传承创新发展的意见》《关于加快中医药特色发展的若干政策措施》之后，进一步对中医药发展作出的全局性、战略性、保障性谋划，是"十四五"时期贯彻落实党中央、国务院关于中医药工作的决策部署，推动中医药文化振兴发展的纲领性文件。自此，中医药文化国际传播得到国内外政府机构、民间团体组织的大力支持，发展蓬勃向上。

# 参考文献

Bassnett S. , *Translation Studies*［M］. Routledge, 2013.

Fu Youfeng, Research on Origin of Traditional Chinese Medicine［J］. Engineering Science. 2006, 8 (9)：1 – 12.

Gadamer H. G. , *Truth and method*［M］. A&C Black, 2013.

Hall, S. , Cultural identity and cinematic representation. Framework：The Journal of Cinema and Media, 1989, (36), 68 – 81.

Lefevere A. , *Translating Literature：the German Tradition from Luther to Rosenzweig*［M］. Rodopi, 1977.

Lepage F. A. , *Recherches Historiques Sur La Médecine Des Chinois；Thèse Présentée et soutenue à la Faculté de Médecine de Paris*［M］. Didot Jeune, 1813.

Nida E. A. , Taber C R. *The Theory and Practice of Translation*［M］. Brill, 1969.

Unschuld P. U. , Tessenow H, Zheng J. *Huang Di Nei Jing Su Wen：An Anno-*

tated Translation of Huang Di's Inner Classic—Basic Questions ［M］. Univ of California Press，2011.

常存库. 中国医学史 ［M］. 北京：中国中医药出版社，2017.

陈邦贤. 中国医学史 ［M］. 郑州：河南人民出版社，2017.

陈晨. 基于中医药文化主题的药用植物专类园规划设计探讨 ［D］. 西南大学，2015.

陈久金. 阴阳五行八卦起源新说 ［J］. 自然科学史研究，1986（02）：97－112.

段青、康小梅. 海外中医药图书数据库的建立及分析 ［J］. 图书馆工作与研究，2009（07）：53－55.

范祥涛. 中华典籍外译研究 ［M］. 北京：外语教学与研究出版社，2020.

方剑乔. 传承中医药文化　坚定文化自信 ［J］. 群言，2018（02）：25－26＋30.

付明明、常存库. 中医文献英译史研究 ［J］. 中医药学报，2016，44（02）：128－130.

付明明. 中医英译史梳理与存在问题研究 ［D］. 黑龙江中医药大学，2016.

国峰宝、马其南.《黄帝内经》医德文化的阐释及时代价值 ［J］. 中国医学伦理学，2021，34（12）：1609－1612.

何少初，张婉容. 源说中医药 ［M］. 北京：中国中医药出版社，2017.

何星海、刘红菊. 提升校史教育意义加强中医药文化内涵建设 ［J］. 中医教育，2015，34（04）：18－20.

何阳. 中医典籍英译中的中医文化趋同现象探讨 ［J］. 中国中医基础医学杂志，2010，16（07）：619＋626.

胡真、王华. 中医药文化的内涵与外延 ［J］. 中医杂志，2013，54（03）：192－194.

胡真、王华.中医药文化的内涵与外延 [J].中医杂志,2013,54（03）：192－194.

黄晖、何姗、唐小云.新媒体对中医文化传播的影响 [J].亚太传统医药,2018,14（01）：16－17.

吉文辉.试论中医药文化内涵的界定 [J].南京中医药大学学报（社会科学版）,2009,10（03）：133－136.

兰凤利.论中医文化内涵对中医英译的影响——中医药古籍善本书目译余谈 [J].中国翻译,2003（04）：72－75.

李柏霖、赵时鹏、廉波等.《神农本草经》文献学及药物学探究 [J].北京中医药,2022,41（04）：417－420.

李存山."气"概念几个层次意义的分殊 [J].哲学研究,2006（09）：34－41.

李飚刚.浅析重构文化传承机制的现实必要性 [J].改革与开放,2013（10）：187－188.

李照国.中医对外翻译传播研究 [M].上海：上海科学技术出版社,2019.

李照国.中医对外翻译传播研究 [M].上海：上海科学技术出版社,2019.

梁惠惠、王珍.信息时代中医跨文化传播的方式探讨 [J].南京中医药大学学报（社会科学版）,2016,17（01）：38－41.

林岭、林升乐.适宜技术＋中医药传统文化内涵——成都中医药大学温江新区中医药传统文化博物馆方案设计 [J].四川建筑科学研究,2006（03）：149－151.

刘丹青.新媒体视域下的中医文化传播研究 [D].南京中医药大学,2017.

刘鹏.医义溯源 中医典籍与文化新探 [M].北京：中国医药科技出版社,2017.

刘旭、朱邦贤、诸剑芳、马凤岐、屈庆、金肖青．脾脏实体之中西文化认知考辨（二）——《难经》的"脾脏"实体认知及"脾"与 spleen 对应的形成 [J]．中华中医药杂志，2017，32（03）：952 – 955．

刘艳芳、张少博．河洛地区与中医药文化的起源 [J]．洛阳师范学院学报，2021，40（09）：27 – 29．

罗璟、陈雅丽、肖海等．中医药文化内涵在医学实践管理中的应用 [J]．中医药管理杂志，2022，30（01）：205 – 206．

马伯英．中国医学文化史 [M]．上海：上海人民出版社，2019．

马堪温．欧美研究中匡药史记近年情况简介 [G]．中国中医研究院医史文献研究所编，1978．

毛嘉陵．中医文化传播学 [M]．北京：中国中医药出版社，2014．

潘海鸥、李嘉鑫、杨宇峰．基于知识图谱的《黄帝内经》中医术语翻译研究现状分析 [J]．中华中医药学刊．2022，40（07）：1 – 15．

庞朴．阴阳五行探源 [J]．中国社会科学，1984（03）：75 – 98．

盛淑芳．中医英译史 [D]．山东大学，2009．

世界卫生组织．WHO 西太平洋地区传统医学名词术语国际标准 [S]．北京大学第一医院中西医结合研究所译．北京：北京大学医学出版社，2009：1．

陶林、张宗明．论中医文化传播的困境与突围 [J]．理论月刊，2015（03）：70 – 73．

王家葵．论《神农本草经》成书的文化背景 [J]．中国医药学报，1994（03）：7 – 10．

王明强、张稚鲲、高雨．中国中医文化传播史 [M]．北京：中国中医药出版社，2015．

王松林、唐韧．中医跨文化传播 中医术语翻译的修辞和语言挑战 [M]．北京：科学出版社，2015．

王小芳、刘成．中医名词术语英译之对比研究 [M]．科技视界，2013．

吴鸿洲．中国医学史 [M]．上海：上海科学技术出版社，2010．

仵燕. 中西医学同源殊途的文化渊源初探 [J]. 中医杂志, 2014, 55 (18): 1535 – 1540.

徐永红. 中医药文化传承战略思考 [J]. 学术界, 2022 (05): 172 – 180.

殷忠勇. 传统中医药文化的当代哲学诠释与时代意蕴 [J]. 哈尔滨工业大学学报 (社会科学版), 2019, 21 (05): 91 – 99 + 2.

尹璐、徐荣、高昂等. 中医药文化国际传播的现状分析及研究 [J]. 中国医药导报, 2022, 19 (12): 124 – 128.

余瀛鳌. 药学求本 传承探源——《神农药学文化研究》荐评 [J]. 中医文献杂志, 2013, 31 (01): 54 – 55.

於祥森. 推拿的起源与辩证思维——兼评 "医学起源于动物本能说" [J]. 医学与哲学, 1983 (08): 45 – 46.

张成博、程伟. 中国医学史 [M]. 北京: 中国中医药出版社, 2016.

张存玉、陈锋、赵霞等. 李照国《伤寒论》英译本的翻译方法与问题研究 [J]. 环球中医药, 2021, 14 (01): 154 – 157.

张丽、张焱. 国际合作困境下的中医文化传播 [J]. 西部中医药, 2018, 31 (08): 39 – 41.

张丽. 国际服务困境下的中医文化传播启示 [J]. 中医药导报, 2018, 24 (21): 10 – 13.

张丽艳.《伤寒论·序》文化内涵探赜 [J]. 长春中医药大学学报, 2014, 30 (02): 198 – 199.

张蕊. 融媒时代下中医文化传播的困境及突破 [D]. 山东师范大学, 2019.

张胜忠.《伤寒论》的经典文化意义 [J]. 中医学报, 2015, 30 (09): 1280 – 1281.

张胜忠. 图腾文化与中医药学的起源 [J]. 上海中医药杂志, 1992 (07): 41 – 44.

赵京生、姜姗.《难经》"五输主病"及其五行观念分析［J］. 中国针灸 . 2022, 42 (8)：1 – 11.

祝长坦，祝大中. 医学起源于动物本能，劳动创造了医学［J］. 医学与哲学，1983 (02)：53.

訾晓红. 中医药海外传播与译介研究：现状与前瞻 (2009—2018)［J］. 上海翻译，2021 (03)：18 – 23.

——

# 第二章
# 英译策略概述

# 第一节　引言

中医药文化的国际传播离不开翻译，翻译作为一种跨文化交际活动，在中医药文化的国际交流中起着举重若轻的作用。那么在中医药文化的国际交流中，中医药文化具备什么样的特征？译者又应该采取什么样的翻译策略呢？现有主流的中医药英译策略又有哪些呢？

邱海云（2010）、李今雍（2004）认为中医文化特征体现在以下四方面：天、地、人三才一体的整体观；人命至重、以人为本的医德观；阴平阳秘、动静互涵的恒动观；未病先防、既病防变的防治观。这些特征对医药行业从业者具有导向、育人、激励、凝聚以及行为约束的功能。孟菲（2015）认为中医药文化是一门具有文化和哲学性质的人文科学，本身就包罗万象，其具备广泛性、民族性、传统性、时代性和地域性等特质，是中医药文化在物资层、社会层和观念层的具体体现。在中医药文化理论和实践发展的漫长岁月中，每一个理论和实践的诞生和衍化无不带着时代的烙印。在涂怀浩（1999）看来，古代人类需要与自然作斗争，保护自身的繁衍与发展，所以从不同的角度丰富了中医药文化，此阶段中医药文化具备博采众长、诸子百家、学说纷繁的特点。到了近代，西方文化渗透，中国长期处于半殖民地半封建社会，中医药文化在中西药文化的激烈碰撞中，形成了尊经复古的特点。改革开放后，国家政策支持，中医药事业不断发展，国际化步伐加快，逐渐形成了原创性、民族性、地域性、普世性等特征。这些特征促进了中医药文化

的传承与发展，形成了独具特色的历史文化形态（司富春等，
2012；吴双双等，2019）。

然而，在中医药文化国际传播过程中，也面临着一些问题，如
侧重技艺，轻忽学术；经验为主，理论居次等，这是目前中医药存
在的文化性不足（张红等，2010）。因此，在国际传播中，中医药
文化工作者应该充分发挥多学科综合优势，结合世界医学的总体发
展趋势，重新建构中医药理论。尤其是在翻译实践中，需要从中医
药文化特征出发，灵活运用中医药英译策略，以忠实、通顺、优雅
的语言把中医药文化蕴含的人文精神传递给读者，助力中医药文化
国际形象建构。

现有研究表明，中医药文化英译策略主要有五种：直译、意
译、音译、音意结合、音直结合。对于中医药文化中具备逻辑关系
的四字格术语英译则较为特殊，往往是使用借用译法、深入译法、
省略译法、造词译法等，以适应四字格术语的逻辑关系和药学文化
特质（黄婉怡等，2019）。中医药文化根植于中国传统文化，因此
英译策略研究多见于中医药文化典籍，如《黄帝内经》《金匮要
略》《伤寒杂病论》等的文化负载词、核心术语、核心病症名、通
假字、修辞格等的英译策略研究（江楠，2015；张焱等，2016；曹
琳琰，2016；张李赢、任荣政，2019）。值得注意的是，中医药文
化典籍中往往也蕴含大量的药学词汇、术语等，包括人体器官、组
织经脉、脏腑、疾病及其症状等等。"对于中医药术语中蕴含的文
化共核词翻译，译者应兼顾其形式和内容；文化空缺词的翻译则应
兼顾指称意义和文化意义；文化冲突词的翻译则需兼顾译语读者的
文化心理与文化传统。"（龚谦，2019）因此，对于复杂的中医药
典籍、文献资料等分类研究与策略性翻译将有利于促进中医药文化

的传播，为中医药文化走出国门奠定坚实的文化基础（李照国，2019a）。

现有关于中医药文化特征和中医药文化英译策略的辩证研究成果丰富，为中医药文化的进一步研究奠定了深厚的理论基础。但现有研究仍存在以下不足：一是对于中医药文化特征研究聚焦力不足。现有研究观点百家争鸣，衍生出了各种各样的文化特征概念，导致读者在阅读中医药典籍以及相关文献时，容易混淆相关类属概念，不利于文化传播和形象的建构。二是中医药英译策略研究较为分散。现有研究文献在研究某一部中医药典籍的英译策略时，并没有把中医药相关的疾病、组织器官等进行分类，再在分类的基础上讨论英译策略。这在翻译活动中，不利于译者正确选择英译策略。故下文将在现有研究基础上，进行中医药文化特征的聚焦性研究，并讨论分类后的中医药文化英译策略。

# 第二节　中医药文化特征

中医药文化根植于丰厚的中华传统文化土壤，中医药在数千年的文化积淀中形成了独一无二的哲学思想与人文精神，深刻反映着中医药文化的精髓。本书根据文化起源与内涵，总结出以下四个方面的中医药文化特征：以人为本、天人合一、动静平衡和防微杜渐。下文将对此进行详细阐释。

## 一、以人为本

中医药文化"以人为本"的理念始于《黄帝内经》。经过不断发展与完善,"以人为本"理念逐渐成为一种医学传统,也是中医药文化历经两千年而不衰的价值源泉(田永衍,2010)。据《黄帝内经·素问》记载:"天覆地载,万物悉备,莫贵于人。人以天地之气生,则四时之法成。"与此同时,《黄帝内经·灵枢·玉版》中亦记载:"且夫人者,天地之镇也。"《黄帝内经》认为人含天地之精气而生,天地之间,万物之中,人的生命是最宝贵的,所以强调珍惜生命,养生保命(田永衍,2010)。

"人"的含义是指全人类,当然也包括每一个生活在宇宙中的个体。正如《黄帝内经·灵枢·师传》中所述:"余愿闻而藏之,则而行之。上以治民,下以治身,使百姓无病;上下和亲,德泽下流,子孙无忧;传于后世,无有终时。"这句话清楚地说明了古代中医药思想文化中对前世、当世和后世的人类关怀,把"人命至上"的思想展现得淋漓尽致。"以人为本"的中医药文化特征要求医学工作者重视人的生命价值,任何工作都应该以人的生命为出发点和归宿,不慕名利、认真负责、潜心钻研医术,无论何时何地,始终把人和人类的健康作为最终的医学目的(田淑荆,2008;邱海云,2010)。这是中国传统文化中关于人伦和谐价值观的本质体现,也是中医药学文化历经数千年发展变化却能生生不息的根本原因。

## 二、天人合一

据近年来的考古发现,我国早在距今约 8000 年前就已产生了原始农耕文明。人类生活逐渐发生变化,由原来的不断迁徙生活到逐渐稳定居住地,由采集野生作物和狩猎动物的经济转变为以农业种植为主、喂养牲畜为辅的生产型经济(李今雍,2004)。在长期的农业生产生活实践中,通过对天地变化的体验和生产实践的经验，人们逐渐意识到天地万物气息相通，相互联系，相互依存，共同促进着世界的发展和人类的生存和繁衍。

正如《庄子》一书所述："万物以息相吹。"这也表明农作物的生长、丰收与人类的耕种技术等息息相关，并受日月星辰移徙、四时寒暑变迁、土地肥烧高下燥湿、昆虫禽兽以及水旱灾害等自然变化的严重影响（李今雍，2004）。民以食为天，农作物的自然耕种与收获为人类提供了生存基础，人类称赞天地化生，帮助天下万物生长繁衍，双方互利共存，由此产生了"天人合一"的中医药文化思想。"天人合一"要求人与自然保持平衡，遵守自然规律，敬重自然。同时不过度开采自然资源，保护环境，最终实现人与自然的对立统一、和谐共存与可持续发展。

## 三、动静平衡

中医药文化认为天地万物的根本是"气"。人之生死决于"气"，万物化生、运动、变化也属于"气"。运动是"气"的根本属性，也是天地万物的根本属性（邱海云，2010）。阴阳的对立是"气"运动的根本原因。所以在中医世界里，一切事物都不是静止不变的，而是不断运动、不断发展与不断变化的过程，即永远处于一个"变动不居"的过程中（李今雍，2004）。正如《黄帝内经·素问·宝命全形论篇》与《黄帝内经·素问·阴阳离合论篇》中所述："人生有形，不离阴阳"；"阴阳者，数之可十，推之可百，数之可千，推之可万，万之大，不可胜数，然其要一也"。

《管子·四时》一书曰："阴阳者，天地之大理也；四时者，阴阳之大径也；刑德者，四时之合也。""阴阳"贯穿于万物运动的整个过程，"一、三、五、七、九"谓阳，"二、四、六、八"

谓阴。阴阳两者相互联系，相互对立，却又相互统一，维持着事物体内的平衡，使人类能够健康地生存和成长。倘若人体内的阴阳平衡被打破，那么人就会生病。这种动静平衡观要求人类源源不断地摄入健康的食物，保证身体"精气"的正常消化吸收，滋养人体各部分器官，使人体发生正常的新陈代谢，促进阴阳协调，健康生活。正如《黄帝内经·灵枢·营气行篇》所述："谷人于胃，乃传于肺；流溢于中，布散于外；精专者，行于经隧，常营无已。统而复始，是谓天地之纪。"

## 四、防微杜渐

中医药主张对于疾病采取防微杜渐的态度，这也是中医药文化中较为显著的一个观点特征（巩亚男等，2016）。《黄帝内经·素问·四气调神大论》指出："是故圣人不治已病治未病，不治已乱治未乱，此之谓也。夫病已成而后药之，乱已成而后治之，譬犹渴而穿井，斗而铸锥，不亦晚乎？"此外，《黄帝内经·素问·八正神明论》也曾表述："上工救其萌牙，必先见三部九候之气，尽调不败而救之，故曰上工。下工救其已成，救其已败。"由此可见，中医药文化主张人类通过一些养生手段来得到未病先防的目的，同时发生疾病时积极进行早期治疗，控制疾病的进一步发展，以养生、早治得到保持健康的目的（李今雍，2004）。

优秀的医生往往是在疾病尚未发生之际就已经诊断出来，并提醒患者预防。如《黄帝内经·灵枢·官能》所述："是故上工之取气，乃救其萌芽；下工守其已成，因败其形。"至此，"上工治未病"成为后世医药从业者的崇高追求。与此同时，《金匮要略·藏府经络先后病篇》也表达了同样的观点："见肝之病，知肝传脾，当先实脾。"这要求医者看到疾病萌芽，便应该想方设法防止疾病进一步恶化。倘若疾病俨然发生，则应根据疾病症状治疗。当然最好的办法是把疾病扼杀在萌芽之际，防微杜渐，达到"摄养于未病之先"的效果。

# 第三节　中医药文化英译策略

中医药文化历史悠久、内涵特征丰富。中医药学视角下的人体组织结构也极其繁复，由此衍生出来各种各样的中医名词、中医术语和中医药典籍等。根据中医药文化中的概念、特征、疾病、疗法、组织器官等语言特征采取对应的英译策略，这将有利于译者、读者、中医文化爱好者等充分认识和运用中医药文化英译策略，促进中医药文化的海外传播。下文将对目前主流的中医药文化英译策略进行逐一阐述。

## 一、直译

"直译是指不仅忠实于原文内容，而且忠实于原文形式的翻译方法。直译把忠于原文内容放在第一位，把忠于原文形式放在第二位，要求在保持原文内容的前提下，力求使译文与原文在选词用字、句法结构、形象比喻及风格特征等方面尽可能趋同。"（叶子南，2001；李长栓，2004；郭俊等，2015）。需要注意的是，直译并非死译，死译实际上是一种"对号入座"式的翻译。两者可以通过以下例句进行区分：

例句：I talked to him with a poker face.

(1) 我同他谈话用扑克脸。（死译）

(2) 我面无表情地与他交谈。（直译）

在现今中医翻译实践中，直译用法极为普遍，这与中医药文化"以人为本"的特征有关，"以人为本"医药观强调重视保护人类的生命，重视养生。人体组织器官和部位是人类生命的基本框架，疾病、疾病症状和治疗方法与人类能否保持健康息息相关。因此，上述中医器官、疾病等方面的英译会受到中医药文化特征的规约，更注重源语形式表达的规范化，突出中医药名称、疾病、治疗方法、人体组织器官等本来的名称形态，突出对"人体"的重视，这有利于更好地实现器官和疾病类术语翻译的标准化。

## （一）人体组织器官及部位名称

人体的结构主要由脏腑、经络以及气、血、津液三大部分所组成（欧明，1986）。据《中医学概要》（2002）所述：

脏腑是机体生命活动的中心。脏的基本功能是贮藏精气，特点是"藏而不泻"，是生命的主宰。腑的基本功能是消化食物，吸收营养，排泄糟粕。脏与腑之间互为表里。此外，还有奇恒之腑，功能大多与五脏六腑有关。

经络是人体各部分之间联系的通路。由经脉、络脉两部分组成。经脉之中有正经和奇经，正经即手足三阴三阳十二经脉，十二经脉与相应的脏腑有络属关系，其循行规律是手之三阴，从胸走手；手之三阳，从手走头；足之三阳，从头走足；

足之三阴，从足走腹。奇经即任、督、冲、带、阳维、阴维、阳跷、阴跷八脉，错综交叉于十二经脉间，起到调节十二经脉气血的作用。经络在生理状态下，有运行气血，联系周身，转导感应，协调生理活动的作用；在病理情况下，病邪也可循经出入，而反映各种病变。根据经络的循行部位和脏腑的联系，可以察知疾病的病变所在，进而指导治疗。

气、血、津液是维持人体生命活动的物质基础。其中，气是一种能动变化的精微物质，具有多种形式和生理功能。主要有元气、宗气、营气和卫气，而最基本的是元气。在气化运动中，气表现为推动、温养、防御、固摄四方面的基本功能。血由水谷精微所化生，并可从肾精转化而来，循行于周身而起到营养全身的作用。津液是人体内的正常水液，布散于全身，滋润组织器官，它还是血液的组织成分。气、血、津液之间可以相互转化。

简而言之，人体是以五脏为中心，配合六腑，通过经络的网络联结，联系形体组织（皮、肉、筋、骨、脉）、五官九窍（目、舌、口、鼻、耳、前后阴），以气、血、津液等为其功能活动的物质基础，构成一个各有其生理活动特性，又相互联系、相互制约的复杂的生命活动整体。

现有中医药翻译实践中，对上述人体组织器官及部位名称大部分采用直译的英译策略，如"心、肝、脾、肺、肾"直译为"Heart, Liver, Spleen, Lung, Kidney"。再如部分器官："肘、腕、膝、踝"直译为"elbow, wrist, knee, ankle"等。这类直译往往能在最大程度地保持人体组织器官和部分的文化色彩基础上，帮助读者直接从形式上感知器官源语文化内涵。

## (二) 一些相关疾病及症状

中医药文化重视"未病先防"，对"疾病"和"症状"有自己独特的理解。"病"是对疾病发展全过程中出现的与其他疾病表现有所不同的特点以及病情发展的独特规律；"症"是症状、体征，是指患病后出现的违背正常生理范围的现象；"证"与"症"有所不同，前者多考察病人的生理异常状况，后者综合考虑病人疾病状况，是对病因（如内伤、外感等）、病位（如表、里、脏、腑等）、病性（如寒、热等）、病机、病势（如邪正盛衰、疾病发展趋势等）、病人体质以及患病时季节气候与周围环境等的概括（吴永贵，2006）。

对于疾病及其症状采用直译法能较好传形达意，帮助患者更好地理解所患疾病。如"头晕目眩"这种疾病，头晕是一种常见的脑部功能性障碍，患者会患有头胀、头重脚轻、眼花等的感觉。目眩是指眼前发黑，视物昏花迷乱的症象。在常见的中医药典籍中，"头晕"和"目眩"通常合在一起直译为"dizziness and vertigo"。再如"耳鸣目涩"，耳鸣是指单耳或双耳内出现嗡嗡声或其他噪音。目涩是指两目干燥少津，滞涩不爽，易感疲劳。因此，这种症状也通常直译为"tinnitus and dryness of eyes"，即为耳鸣、眼睛干涩。其他类似症状的译法还有"心悸心烦"直译为"vexation and palpitation"；"失眠健忘"直译为"insomnia and poor memory"；"鼻衄"直译为"nose bleeding"；等等。

## （三）中医治疗方法

目前中医常见的治疗方法有以下五种：中药治疗、针刺治疗、艾灸治疗、推拿疗法和耳针疗法（李庆臻，1999）。中药治疗是临床中最为常见的中医治疗方法，主要根据患者的情况来选择合适的中药进行配比，把方剂进行熬制之后，就能够针对患者的情况进行治疗。这种治疗方法最为便捷，并且能够针对性地解决患者问题，但治疗周期较长，需要患者长期服药才能起到治疗效果（李庆臻，1999）。

针刺治疗同样也是常见的一种中医治疗方法，不过针刺治疗目前大多数是在医院的康复科展开的，因为针刺需要根据患者的穴位以及体位来进行刺激，可以配合药物治疗起到更好的效果。除此之外，针刺治疗也可以作为一种单独的治疗手段来为患者解决不同的病痛，不同的疾病引发的病痛不同，针刺治疗能够起到的效果也会有所不同（徐潜等，2014）。

艾灸治疗同样也是常见的一种外治方法，常常与针刺治疗同时使用，这是一种温补的疗法，除了能够对相应的穴位产生刺激之外，还可以长期对患者的身体进行保养。所以在治疗期间比较虚弱的患者就可以选择艾灸的方法来进行治疗，这种治疗可以长期进行，并且还能起到强身健体的效果（徐潜等，2014）。

推拿疗法目前也是比较流行的一种治疗方法，除了可以起到治疗效果之外还能够帮助患者养生。因为推拿疗法同样是对经络和穴位的刺激，但是推拿疗法的刺激范围要更加广一些，比起针灸的强刺激来说，推拿疗法更适合长时间促进身体功能（刘婷等，2022）。

耳针疗法主要也就是使用"王不留行"① 籽在好多部位的穴位进行按压刺激的一种治疗方法，这种治疗方法比起针刺治疗来说要更加温和一些，而且患者在日常生活中可以自己按压来加强刺激，起到更好的治疗效果（杨卉，2011）。

在中医翻译实践中，上述常用的中医药治疗方法如"针刺治疗、艾灸治疗、推拿疗法、耳针疗法"通常直译为"acupuncture，moxibustion，naprapathy，auriculotherapy"。这样直译能直接反映治疗方法所用的工具材料，传形达意。

除了上述提到的人体组织器官及部位、中医药疾病及其症状和中医疗法在英译时会采取直译的策略外，偶尔也会有部分实质和内涵意义相差无几的中医药术语在翻译时为了便于读者理解，而采取直译的方法，如"六淫风寒暑湿燥火"直译为"wind/cold/summer-heat/dampness/dryness/fire"；"带下医"直译为"gynecologist"。

## 二、意译

"意译指只忠实原文内容，不拘泥原文结构形式与修辞手法的翻译方法。信息的传递为第一位。意译把忠于原文内容放在第一位，把通顺的译文形式放在第二位，要求在保持原文内容的前提下力求使译文在选词用字、句法结构、形象比喻及风格特征等方面尽可能符合译语读者的阅读习惯和审美心理。意译把忠于原文形式放在第三位。"（叶子南，2001；李长栓，2004；兰凤利，2014；郭

---

① 王不留行，中药名，为石竹科植物麦蓝菜 Vaccaria segetalis （Neck） Garcke 的干燥成熟种子，具有活血通经，下乳消肿，利尿通淋的功效。中医药中常用治疗经闭，痛经，乳汁不下，淋证涩痛等。

刚、王琦，2014）

在中医药长期的对外翻译和实践交流活动中，意译方法得到了较为普遍的应用，其目的就是为了更好地再现中医源语中的文化内涵、民族色彩与语言背景。"翻译的基本要求就是表达清楚原文的意思，即 translation is to translate the meaning。"（李照国，2019a）所以在中医的对外翻译中，当直译无法表达原文意思，或者直译后的译语容易引起读者误解，此时译者则需采用意译。意译常用在文化背景浓厚的中医术语和采用取象类比创造的术语翻译方面。这两类术语往往与中医药文化中天人合一的理念遥相呼应，主张天、地、人是一个有机互动的整体，强调阴阳、五行等文化内涵的取象比类，主张以意译实现术语意义的传神与达意。

## （一）文化背景丰富的中医术语

阴阳学说、五行学说、儒释道易文化等是中医药文化的重要组成部分，贯穿中医药发展的整个过程。在这个过程中衍生出了许许多多具备中医药文化特色的术语，如中医对人体病理现象的认知名词，与其哲理鲜明的理论和天人相应的理念有着密切的关系，这也是中医理论与实践体系中颇具特色的一面，所以在英语中很难找到对应语。为了深入细致地再现原文的实际内涵，中医翻译实践常常采用意译法翻译文化内涵丰富的中医病理方面的概念和术语。

如"脾主升清"一词，一是指脾将胃中的水谷精微向上向外布散，从而达到濡养全身的目的；二是指脾能升托脏腑器官、气血津液，使之不安移妄行（韩琴玉、李灵芝，2021）。该词文化内涵极其丰富，尤具中医文化特色。故欧明（1986）在其主编的《汉英中医辞典》中，将"脾主升清"译作"spleen transports nutrients upwards"。这一译语将"主"译作 transport，将"清"译作 nutrients，明显属于意译。与此同时，金魁和在其主编的《汉英医学大词典》中将"脾主升清"译作"the spleen is in charge of sending up essential substances"，更属意译。再如五行术语"金、木、水、火、土"，在中医里分别对应人的五脏"肺、肝、肾、心、脾"，译者常常意译为"lung, liver, kidney, heart, spleen"等。

## （二）"取象比类"中医术语

"'取象比类'源自《周易·系辞传》，《黄帝内经》借用了这种思维方式，并将其发展为建构中医理论的核心方法论。从字面分析，'象'反映内容，如自然之象、藏之象、神之象、舌象、脉象等；'类'反映属性，是相似事物的综合过程，体现事物之间种与属的关联。'取'已知之象，'比'未知之象，实现由此及彼的认知效果。"（石勇，2020）"随着中医取象比类思维研究的深入，学界在以下几个方面达成了共识：取象比类不是简单的'取象'与'比类'行为的叠加，二者是有机互动的整体；取象比类以"象"为基础，涉及两种或以上的不同"象"之间的意义转换；取象比类是在类比和归类基础之上的知识传递过程。"（黄志杰，2000；王宏利，2013；兰凤利，Friedrich，2014；郭刚、王琦，2014）

如病机学说中关于治疗阴阳失衡的治疗原则"壮水之主，以制阳光；益火之源，以消阴翳"（黄志杰，2000）。前半部分是因阴虚导致阳亢的病症，故需要"壮水之主"补充阴以制约阳，在治疗上用滋阴壮水之法，以抑制亢阳火盛；故意译为："enrich the governor of water to restrain the brilliance of yang"（陈骥等，2011；王忻玥，2014）。后半部分则刚好相反，因阳虚导致阴盛的病症，需要

"益火之源"补充阳以制约阴，在治疗上用扶阳益火之法，以消退阴盛。"翳"为翳障，起障蔽作用的东西，比喻阴盛造成对阳的遮蔽。故意译为"reinforce the source of fire to disperse the shroud of yin"（陈骥等，2011；王忻玥，2014）。

## 三、音译

"音译（transliteration），顾名思义，是一种译音代义的方法。"（刘祥清，2008）方梦之指出："音译也称转写，即用一种文字符号（如拉丁字母）来表示另一文字系统的文字符号（如汉字）的过程或结果。"《现代汉语词典——汉英双语》（2002）对音译的解释为："音译即译音，是把一种语言的语词用另一种语言中跟它发音相同或近似的语音表示出来的翻译方法。"大部分中医语言都处于人类语言的共核之中，但也有一小部分词或术语是中医所独有的。一般来讲，这类独有词反映着中医基本理论的核心及辨证论治的要旨，如与中医药文化"动静平衡"观相关的阴、阳、气、方剂等的抽象概念，应该加以音译，以便保持中医的文化特色和医理特色。这些词通常体现在中医理论的抽象概念、中医药方剂名称、中医药名称和中医药典籍名称方面。

### （一）中医理论中的抽象概念

中医药理论中含有大量现代西医所无法理解的抽象概念。如"中医的肾脏，就有藏精、主水、主纳气等生理功能。西医学则认为肾脏是机体最重要的排泄器官，通过尿的生成和排出，参与维持机体内环境的稳定；具有调节水和电解质平衡、液体渗透压、电解质浓度、调节动脉血压、调节酸碱平衡等功能"（朱大年、王庭槐，2014）。再如"中医理论中的脏腑不是西医解剖学上的脏腑，而是具有某一类功能的集合体。中医将其抽象为升降出入的运动；将饮食转化为蛋白质、氨基酸等现象简单地称为化（夫物之生从于化，物之极由乎变），将出现这种情况的原因称为神（阴阳不测，谓之神），其过程称为机（神去则机息）"（张晓雷等，2016）。

语义差异往往源于文化差异。这些中医理论概念与大自然的变化发展联系起来，为中医药理论概念覆上了神秘色彩，使其区别于西医，成为一种抽象的物质与运动。因此，在跨文化交流中，碰到具备中国传统文化的中医药特色词汇时，一般都倾向采用音译法。这能极好地描述中医药的发展变化的过程与结果，同时，保持理论概念中的医理特色。如中医理论中的部分抽象概念，"阴、阳、神、脏、腑、寸、关、尺、风、气、命"直接音译为："Yin, Yang, Shen, Zang, Fu, Cun, Guan, Chi, Feng, Qi, Ming"。

## （二）中医方剂与中药名

方剂通常是根据配伍原则，即"七情"（相须、相使、相畏、相恶、相反、相杀、相成）和根本原则"药性的四气五味"（四气：寒、热、温、凉；五味：酸、苦、甘、辛、咸），总结临床经验，以若干药物配合组成的药方（章曦，2008）。方剂命名方式简单朴素，多与方中药物组成、方药功效、所治病证命名，可分为单方、合方、调整方等（郭添枫，2018）。与一般药物相比，方剂组成成分极其复杂。音译译音代义，能直接反映方剂中的药物成分，有利于医生和患者用药。如"赤小豆当归散"音译为："Chixiaodou Danggui San"；"栝蒌桂枝汤"音译为："Gualou Guizhi Tang"。

中药名作为专有名词，应该遵循"名从主人"、简洁的原则，避免概念内涵的损伤和误读（穆文超等，2016）。一方面，中药名作为专有名词，名称的形成经过理论和实践的双重考验，故译名也不应标新立异。音译法不仅保留了中医药方剂和药名汉语发音，有效弥补了西方文化的缺失词汇，而且传播了中国特色的药学文化，保护了中华民族传统文化的完整性，是构建中医药国际形象的有效途径（穆文超等，2016）。另一方面，倘若中药名过长不仅不利于读者认知和理解，影响其交际功能的实现，而且会给临床工作者、患者等的使用造成许多不必要的麻烦。如"茯苓桂枝甘草大枣汤"若直译为"Decoction of Indian Buead, Cassiabarktree Twig, Glycyrrhiza Uralensis Fisch and Common Jujube"，不仅让人不知所云，而且读起来拗口又冗长，远不如音译形式"Fuling Guizhi Gancao Dazao Decoction"简洁易记，方便使用。

## （三）中医药典籍书名

"一般说来，中医药典籍书名可分为两种类型：一种是说明性（descriptive）书名，能直接反应作品主题和目的，如《刘涓子鬼遗方》《外科精要》《食医心鉴》等；另一种是暗指性（allusive）的书名，这类书名通过引用、比喻、联想对作品的主题或重要性作间接交代，如《儒门事亲》《赤水玄珠》《重楼玉钥》等。书名是作品映入读者眼帘的第一条信息，中医典籍书名无论属于哪种类型，其英译都应具有交际功能，简明扼要，突出主题的功能。"（肖平等，2007）

"中医药典籍书名音译采用汉语拼音的形式，能更好地保证原语特色和文化在译语语境下的传承和传播。"（熊欣，2014）如

"《外科精要》《食医心鉴》《金匮要略》" 分别音译为："Waike Jingyao, Shiyi Xinjian, Jingui Yaolue"，简单易记的汉语拼音，保证了书名的简洁，同时也让受众感受到其中蕴含的异质文化。

## 四、音意结合译法

音意译结合法是指在中医药术语、典籍等英译过程中既保留原文的发音又能体现原文指称意义的翻译方法，实际上是通过谐音又谐意的翻译达到功能相似（郑玲，2013）。中医文化中脏腑与"气"相关的概念和术语、经脉和特定经穴的名称等都包含着中医特有的理念，在英语中难以找到对应词。此时，无论直译、意译或音译都无法准确地再现原文的内涵，只有音意结合译法才能较好地保留此类概念的实际内涵，避免信息缺失，同时反映其中蕴含的中医药意象（周佶，周玉梅，2014）。

### （一）与脏腑相关的概念和术语

中医把心、肺、脾、肝、肾称五脏，把胆、胃、大肠、小肠、膀胱、三焦称六腑。其中心属火，肝属木，脾属土，肺属金，肾属水，五者相生又相克。因此，据《中医外科学》（2016）所记载：

"心主血脉，主神志，开窍于舌，其华在面。"意思是指心能推动血液在血管里正常运行，给人体各部输送营养。肝主疏泄，藏血；主筋，开窍于目，其华在爪。肝能解毒、让全身气血和经络通畅。

"脾主升，运化水谷、水液、统血；主四肢肌肉，开窍于口，其华在唇。"人吃进去的东西由胃和小肠消化后，再由脾脏转化成人体所需的营养。肺能吸进新鲜空气、呼出二氧化碳，宣发卫气到皮下，濡养皮肤、提高身体抵御外邪能力。"肾藏精、主气、主水、主骨生髓、开窍于耳、两阴，其华在发。"肾贮藏先天的生殖之精和后天的营养精华。

"胃主通降，消化食物，主受纳，喜润恶燥。胆主决断、喜静谧，胆气主升、胆附于肝，内藏'汁'。"胆汁注入大肠，促进食物消化消化。大肠主津，传化糟粕。小肠受盛化物分清别浊，清为精养，浊为糟粕。吸收精养，经脾输送身体个部分利用，剩余水，下输膀胱。膀胱为州都之官，司气化，主要功能为储藏、排泄尿液。"三焦是决渎之宫，主行水，疏通水道。三焦是上焦、中焦、下焦的合称，为六腑之一，属脏腑中最大的腑，又称外腑、孤脏。膈以上为上焦，包括心与肺；横膈以下到脐为中焦，包括脾与胃；脐以下至二阴为下焦，包括肝、肾、大小肠、膀胱、女子胞等。"

上述关于五脏六腑的隐喻性描述为中医药文化中所特有，往往采用的英译方法是中医翻译中特有的音意结合法，即前一半是音译，后一半可以看作是为了方便读者理解而增加的注释。如"五脏、六腑"翻译成"five zang-organs, six fu-organs"。其中"五脏、六腑"在音译的"zang"及"fu"后加上了"organs"，这能较好地解释这两类脏器的结构特点，易于读者理解。

## （二）与"气"相关的概念和术语

"气是一种能动变化的物质，具有多种形式和生理功能。人体中主要蕴含元气、宗气、营气和卫气，其中最根本的是元气。在人体气化生运动中，气具备温养、防御、固摄、推动四方面的基本功能。"（潘赐明等，2022）与"气"相关的概念是指元气、正气、宗气、营气、卫气、肾气、肝气、脾气等；与"气"相关的术语是指补气生血、肺藏气、伏气温病等。

对于上述与"气"相关的概念和术语，为了使译语更加自然，在具备实质性意义的同时也能反映出其结构特点，是以在中医翻译实践中，也多采用音意结合译法，如"肾气、心气、肝气"译为"kidney qi, heart qi, liver qi"；"补气生血、肺藏气、伏气温病"译为"tonifying qi and generating blood, lung storing qi, latent-qi warm disease"。

## （三）经脉和特定经穴的名称

根据《黄帝内经·灵枢·本藏》记载："经脉者，所以行血气而营阴阳，濡筋骨，利关节者也。"可以理解为"经脉是指人体内气血运行的通路，正经有十二，即手足三阴经和手足三阳经，合称'十二经脉'，是气血运行的主要通道。奇经有八条，即督、任、冲、带、阴跷、阳跷、阴维、阳维，合称'奇经八脉'，有统率、联络和调节十二经脉的作用。十二经别，是从十二经脉别出的经脉，主要是加强十二经脉中相为表里的两经之间的联系，还由于它通达某些正经未循行到的器官与形体部位，因而能补正经之不足。"（汉语大字典编纂处，2020；李永明，2021）关于经穴的描述，据《黄帝内经·灵枢·九针十二原》记载："所行为经"，即脉气经过的地方，经穴多分布在腕、踝关节附近及臂、胫部。

在传统中医药翻译中，经脉中的三阴三经和经穴多采用音意结合译法，以符合这些名词的内在关系逻辑。如"手少阳三焦经、手少阴心经、手太阴肺经"译为"hand lesser yang triple burner chan-nel, hand lesser yin heart channel, hand greater yin lung channel"；如在世界卫生组织出台的《传统医学名词术语国际标准》和世界中医药联合会出台的《中医基本名词术语国际标准》中，两种标准均将"五输穴"译为"five transport points"，"经穴"译为"river point"，"输穴"译为"stream point"，"荥穴"译为"brook point"，等等。

## 五、音直结合译法

音直结合译法通常是指对于中医名词或者术语采取一半直译一般音译的翻译方法，直译部分通常是容易理解的中医词汇，且英语中有对应词。音译部分通常是中医文化中独有的词汇。这种翻译方法通常用于那些不适合采取直译、意译、音译或者音意译法的中医外科病症名称（李照国，2019b）。

"中医外科是以中医药理论为指导，研究外科疾病发生、发展及其防治规律的一门临床学科，与内科、妇科、儿科、伤科等共同构成中医临床医学的主干体系。"（阙华发，2013）"中医外科包括疮疡、乳房疾病、瘿、瘤、岩、皮肤及性传播疾病、肛门直肠疾病、泌尿男性生殖系统疾病、周围血管和淋巴疾病及外科其他疾病等内容，金刃刀伤、跌打损伤、耳鼻喉眼口腔等疾病曾统属于外科范畴。"（陈红风等，2016）

中医外科病症内容繁杂，大部分药学词汇为中西医兼具，所以常常采用音直结合译法。如在 2007 年世界中医药联合会出台的《中医基本名词术语国际标准》中，将"营分证、肾俞漏、厥阴病"译为"yingfen syndrome, shenyu fistula, jueyin disease"，这类病症名称前半部分采用了音译，后半部分采用了直译，极易于读者阅读和理解。

## 六、借用创造，多法并举

四字格是汉语中所特有的词汇现象，其结构工整，内涵凝练，历来为国内外汉语学家和译学家所关注（张斌，2008）。其中尤以中医药文献典籍中出现的四字格术语频数最多，仅在《黄帝内经·素问》的前 30 篇（约 14 万字）中，就有四字词组共 2904 个，全部四字格术语占到了总字数的 33%（吉哲，2007）。这些中医四字格术语蕴含了中医学在基础理论、疾病命名、诊疗手段等各个方面的知识，对于揭示中医药学思想至关重要（冉亚周等，2014）。中医四字格术语的语法结构和成语结构非常相似，在逻辑特点上通常表现为以下五种关系：目的关系、因果关系、并列关系、转折关系、承接关系（余梅芳、丁年青，2010）。对于中医药四字格术语的不同关系，现有中医药翻译实践中，采用的翻译方法主要有五种：借用法、造词法、省略法、对应法、深入法。

### （一）借用法

借用法通常又称借译法，即一种语言中的词汇、术语或者修辞等可以借用另一种语言中对应的词汇、术语或者修辞进行翻译，以实现两种语言文化之间的字面意义和形象意义对等（司显柱，2019）。如汉语中的"隔墙有耳"一词，英语中则有"walls with ears"与之对应；汉语成语"破釜沉舟"与英语"damage one's boats"都属于一种军事策略，因此用法和含义都相同，在翻译时可以直接借用。

在中医药翻译实践中，该种译法适用于不存在上述五种关系的四字格术语。其通常是把具有相同药学意思的西医术语译语直接使用在中医四字格术语翻译中。例如"崩中漏下"意思是指妇女不在行经期，阴道大量出血，或持续下血淋漓不断的现象。西医上又称为功能性子宫出血或子宫异常出血，表现为月经周期不规律、月经量过多、经期延长或不规则出血。因此"崩中漏下"可以借用西医译语"metrorrhagia"，实现意义上的对等。再如"缠腰火丹"在中医中是指由肝脾内蕴湿热，秉感邪毒所致的沿身体一侧呈带状分布排列，宛如蛇形的成簇水疱。在西医中称为"带状疱疹"，有对应的英译词汇，所以借译为"herpes zoster"。

## （二）造词法

造词法是一种词素层翻译法，是指根据科技英语的构词规律，运用拼构词的方法来翻译中医的一些具备因果关系的四字格术语（刁骧、胡幼平，2006）。如"心火上炎"是指心火循经燔灼上炎，而致心神不安，口舌生疮的病理变化。该词可以理解为"心火"是因，"上炎"是果，英文释义为"a pathological change in which fire flares upward along the heart meridian, causing mental restlessness and oral or lingual erosion"。因此，在翻译时，为了译语更为传神，通常会译为"hypercardiopyrosis"，该词由"hyper"（过旺）、"cardio"（与心脏有关的）、"pyrosis"（与胃部灼热有关的）三个子词构成，连接起来意思为心火过旺，导致心脏和胃部相连的器官出现病理变化，与"心火上炎"源语意思一致。当然，对于因果关系的部分四字格术语我们也可以采用"due to"或者"because of"进行翻译，如"肾虚水泛"译为"water diffusion due to kidney deficiency"用，"due to"表示"水泛"是由于"肾虚"的原因。

## （三）省略法

"省略法是为了行文的简洁和更符合目的与习惯，将一些重复的词语或一些已被涵盖的意义省去的翻译方法，而原文的意义并未因此受到任何损失。"（司显柱，2019）使用省略译法的中医药四字格术语常常蕴含并列关系，前后语义有重叠的成分，英译时仅需要译主要成分。

如术语"清热解毒"中，清与解同意，故只需要翻译其中一个即可，常译为"expelling heat and toxic pathogens"。再如"灵活化裁"，其中"化"与"裁"同意，故可以处理为"flexible modification"。

## （四）对应法

对应法是指译语与源语在结构、词序和关系方面实现完全等效，因而这种译法也常常用于具有目的关系、承接关系、转折关系和因果关系的四字格术语翻译中。如具备目的关系的"扶正祛邪"对应译为"reinforce the healthy qi to eliminate the pathogenic factor"，"和血止痛"对应译为"remove blood stasis to stop bleeding"。"咳而上气"具备承接关系，也就是术语中两个动作是先后发生的，"咳"是主要的动作，"上气"是连带症状，此时用"with"表示"咳"的时候顺承发生"上气"的症状，译为"cough with dyspnea"。"温而不燥"显然具备转折关系，指中药的药性性温但不燥，不会耗伤津液，故用"but"对应术语中的转折意义，对应译为"warm but not dry"。对于因果关系的四字格术语，对应译法采用在具备前因后果关系的术语翻译中，如"怒则伤肝"意为"因为长期郁愤，肝气郁结，所以肝受到损害"，对应译为 "rage impairing the liver"。

## （五）得意忘形法

得意忘形法和意译法有异曲同工之妙，相同之处在于把源语意义放在翻译首位，不同之处在于中医药翻译中的深入译法常常是用于类比形术语，得其意而忘其形，从实而译（柳忠贤，1992；何刚强，1997）。如"肝者，罢极之本，魂之居也"一句中的"罢极之本"就是指"肝"，所以忽略源语形式，直接把意思译出来为"liver"。再如"先天之本"和"后天之本"。根据《黄帝内经·灵枢》记载："肾为'先天之本'，主藏精生髓，髓聚而为脑；脾为'后天之本'，气血生化之源，主运化升清，为人体气机升降转输之枢纽。"故对于"先天之本"和"后天之本"这种类比形术语，常常取其类比本质，从实而译，分别译为 "kidney" 和 "spleen"。

# 参考文献

曹琳琰. 生态翻译学视阈下《伤寒论》文化负载词英译策略研究 [D]. 南京中医药大学，2016.

陈红风、秦国政、陈明岭等. 中医外科学 [M]. 北京：中国中医药出版社，2016.

陈骥、易平、吴菲. 中医术语与经典语句英译的异化与归化 [J]. 中医药管理杂志，2011，19（06）：562 –563.

刁骧、胡幼平. 浅谈词素翻译法在中医翻译中的应用 [J]. 中国中西医结合杂志，2006（03）：266 – 268.

方梦之. 译学词典 [M]. 上海：上海外语教育出版社，2005.

龚谦. 跨文化交际视角下中医术语英译策略探究 [J]. 中医药导报，2019，25（21）：138 – 141.

巩亚男、杜渐、李志荣等. 中医疾病观视角下的叙事医学 [J]. 现代中医临床，2016，23（03）：17 – 19

郭刚、王琦. 中医取象思维的生命符号学解读 [J]. 中医杂志，2014，55（21）：1801 – 1804.

郭俊、曹庆红、谭晓燕. 论农业用途英语的语言特征与翻译方法 [J]. 淮南师范学院学报，2015，17（06）：58 – 61.

郭添枫.《金匮要略》英译本的对比研究 [D]. 广州中医药大学，2018.

韩琴玉、李灵芝."脾主升清"理论在妇科中的应用 [J]. 江西中医药，2021，52（12）：13 – 15.

汉语大字典编纂处. 现代汉语词典（全新版）[M]. 成都：四川辞书出版社，2020.

何刚强. 英汉翻译中的得"意"忘"形" [J]. 中国翻译，1997（05）：12 – 16.

黄婉怡、张佛明、宋兴华等. 从"文化引领"谈中医英译策略 [J]. 中医药导报，2019，25（21）：135 – 137.

黄志杰. 浅谈取象比类法对中医学的影响 [J]. 中国中医基础医学杂志，2000（12）：58 – 59.

吉哲.《黄帝内经·素问》四字词组英译研究 [D]. 南京中医药大学，2007.

江楠. 中医典籍英译策略的探讨和研究 [D]. 广州中医药大学，2015.

金魁和. 汉英医学大词典 [M]. 北京：人民卫生出版社，2004.

兰凤利，Friedrich G. W. 取象比类——中医学隐喻形成的过程与方法 [J]. 自然辩证法通讯，2014，36（02）：98 – 104.

李今雍．试论我国"天人合一"思想的产生及中医药文化的思想特征［J］．湖北中医杂志，2004（03）：3－5．

李今雍．试论我国"天人合一"思想的产生及中医药文化的思想特征［J］．湖北中医杂志，2004（03）：3－5．

李庆臻．科学技术方法大辞典［M］．北京：科学出版社，1999．

李永明．经脉的科学依据及三部九候新释［J］．中国中西医结合杂志，2021，41（10）：1168－1173．

李长栓．非文学翻译理论与实践［M］．北京：中国对外翻译出版公司，2004．

李照国．国学翻译研究丛书 中医翻译研究教程［M］．上海：上海三联书店，2019b．

李照国．中医对外翻译传播研究［M］．上海：上海科学技术出版社，2019a．

柳忠贤．翻译与"得意忘形"［J］．十堰大学学报，1992（01）：57－60．

刘婷、李丹、陈泽林等．推拿疗法标准化建设概况及思考［J］．中华针灸电子杂志，2022，11（02）：77－80．

刘祥清．音译的历史、现状及其评价［J］．中国科技翻译，2008（02）：38－41．

孟菲．试论中药文化的内涵与特征［J］．中医药管理杂志，2015，23（12）：3－4．

穆文超、李权芳、史文君等．中药名音译的必要性与可行性分析［J］．西部中医药，2016，29（07）：143－145．

欧明．汉英中医辞典［M］．广州：广东科技出版社，1986．

潘赐明、赵云川、李家奇等．中医之"气"的客观性［J］．实用中医内科杂志，2022，36（04）：85－87．

秦智义．中医学概要［M］．北京：中国中医药出版社，2002．

邱海云．中医药文化的特征及功能［J］．甘肃中医，2010，23（01）：65 – 66.

邱海云．中医药文化的特征及功能［J］．甘肃中医，2010，23（01）：65 – 66.

阙华发．思考中医外科［J］．上海中医药杂志，2013，47（03）：4 – 8.

冉亚周、路媛、姚欣．论中医四字格及其翻译策略［J］．时珍国医国药，2014，25（05）：1220 – 1222.

石勇．翻译转喻观及其在中医术语"取象比类"英译中的体现［J］．中国中医基础医学杂志，2020，26（11）：1707 – 1710.

司富春、宋雪杰、高燕等．论中原中医药文化的特征及时代意义［J］．中医研究，2012，25（08）：1 – 3.

司显柱．英汉翻译教程［M］．上海：东华大学出版社，2019.

田淑荆．中医学以人为本思想初探［A］．中国人学学会．以人为本与中国特色社会主义［C］．中国人学学会：中国人学学会，2008：6.

田永衍．中医药传统文化的核心内涵——以人为本的人文主义精神论［A］．中华中医药学会医史文献分会．全国医史文献学科建设发展创新研讨会论文集［C］．中华中医药学会医史文献分会：中华中医药学会吗，2010：5.

涂怀浩．试论中医文化的时代特征［A］．中华中医药学会．中国中医药学会建会20周年学术年会专辑（下）［C］．中华中医药学会：中华中医药学会，1999：3.

王宏利．中医取象比类的逻辑基础与科学内涵［J］．南京中医药大学学报（社会科学版），2013，14（04）：137 – 140.

王忻玥．谈中医学"取象比类"理念的英译——刍议中医翻译基本功［J］．中国科技翻译，2014，27（03）：16 – 19.

吴双双、刘端勇、胡慧明等．赣鄱中药传统文化特征与内涵［J］．光明中医，2019，34（17）：2716 – 2718.

吴永贵．病、证、症的概念及其相互关系 [J]．云南中医学院学报，2006（02）：1－3.

肖平、尤昭玲、潘远根．中医典籍书名的翻译 [J]．湖南中医药大学学报，2007（01）：65－67.

熊欣．音译理论及音译产生的背景 [J]．中国科技翻译，2014，27（01）：39－41.

徐潜克、崔博华．传统中医疗法 [M]．长春：吉林文史出版社，2014.

杨卉．耳针疗法作用机理的研究进展 [J]．湖北中医药大学学报，2011，13（02）：65－67.

叶子南．高级英汉翻译理论与实践 [M]．北京：清华大学出版社，2001.

余梅芳、丁年青．中医四字格术语的特点及翻译探讨 [J]．上海中医药大学学报，2010，24（03）：20－22.

张斌．新编现代汉语 [M]．上海：复旦大学出版社，2008.

张红、盖国忠、张梅．论中医药学科技特征的文化取向 [J]．吉林中医药，2010，30（12）：1037－1038.

张李赢、任荣政．从《本草纲目》罗希文译本探讨语境理论指导下的中医古籍英译策略 [J]．中国中医基础医学杂志，2019，25（02）：235－238.

张晓雷、沙茵茵、马家驹等．试论"中医学的本质是抽象的物理哲学"[J]．环球中医药，2016，9（06）：756－757.

张焱、张丽、王巧宁.《黄帝内经》"五神"概念的英译研究 [J]．中国文化研究，2016（04）：144－154.

章曦.《金匮要略》方剂配伍规律简析 [J]．江苏中医药，2008（04）：58－59.

郑玲．中医英语译写教程 [M]．北京：中医古籍出版社，2013.

中国社会科学院语言研究所词典编辑室．现代汉语词典——汉英双语 [M]．北京：外语教学与研究出版社，2002.

周佶、周玉梅.直译、意译、音意译结合还是音译加注?——浅析《黄帝内经·素问》中养生术语的翻译技巧 [J].医学争鸣,2014,5 (05):47－50.

朱大年、王庭槐.生理学 [M].北京:人民卫生出版社,2014.

第三章
中医药典籍英译策略研究
——《黄帝内经》

# 第一节　研究现状

《黄帝内经》是现存中国最早的中医学典籍，现有英译本超过20种。该书奠定了人体生理、病理、诊断以及治疗的认识基础，它与《难经》《伤寒杂病论》《神农本草经》并称中医药四大经典著作。《黄帝内经》是一部综合性医书，全书分为两部分：《黄帝内经·灵枢》和《黄帝内经·素问》。《黄帝内经·素问》现存较为完整的通行本共有24卷，内容来源于古代医家的临床实践。该书主要包含养生和阴阳五行学说、脏象、治法、诊法、病机、疾病、腧穴和针道、治则与医德八方面的内容，阐释了阴阳五行学说、天人合一的思想观、脏腑气血功能、病因病机、疾病治法等（李磊、尤传香，2011）。《黄帝内经·灵枢》是一部理论性著作，"指导思想是古代朴素唯物论和自发性辩证法，理论核心主要包括阴阳学说和脏象学说。在此基础上，总结历代医家实践经验编撰而成。书中揭露了人体生命科学中关于生理、病理、预防、治病诊治等方面的法则，为现代医学的发展奠定了思想理论基础"（古小康等，2022）。

现有关于《黄帝内经·灵枢》和《黄帝内经·素问》的英译研究主要集中在国内学界，国外学界对此关注不多。国内研究主要表现为以下两方面：

一是关于《黄帝内经》英译的研究现状综述。如兰凤利（2004，2005）通过对《黄帝内经·素问》现存不同译本的描述性历时分析，发现译本是编译者意图和出版商意愿折中的产物，译本中的中医术语翻译符合当时国内外中医英译的发展趋势，以异化策略为主，注重传达原著中的中医药学知识，医、史、文并重。如文娟、蒋基昌（2013）通过对2012年之前的《黄帝内经》英译本进行分析，发现译者超过半数为外国人，这表明当时中医药研究在国外得到一定程度的重视，中医英译事业发展态势良好。潘霖等（2021）采取文献计量的方法研究了《黄帝内经》翻译领域的期刊发文、核心期刊研究趋势、核心作者、关键词、译本偏好等情况，发现了以下问题：该领域总体发文量过少，未来有待加强研究；外语类核心期刊对中医典籍关注度过低；核心作者背景单一、研究范式局限；缺乏典籍领域内的平行对比；语料库建设进展缓慢；译本关注失衡，小语种译本和《黄帝内经·灵枢》研究不足。

二是关于《黄帝内经》英译的策略研究，主要包括不同译本或者同一译本中的文化负载词、修辞格、术语的英译策略研究。如陈冲、张淼（2015）以认知语言学框架理论研究理据，分析了《黄帝内经》英译策略选择和翻译意义，认为译者需要灵活采取各种翻译策略，以使译文读者产生与原文读者相同或者相似的联想。张璇、施蕴中（2008）对《黄帝内经》中的名词类、动宾类和形容词类文化负载词进行英译策略研究，发现研究选取译本中的文化负载词均是以意译和音译为主，在保留文化含义的同时，把源语的药学信息和医学价值展现出来，以满足不同文化读者的需求。孙凤兰（2016）根据认知语言学中的"识解"理论来研究《黄帝内经》经典英译本术语翻译差异，认为译者的辖域、背景和视角与原文实现最佳关联，译文参照点与原文认知关联接近，有助于充分表达原文含义。

上述文献梳理表明，国内现有关于《黄帝内经》的英译研究理论基础坚实，成果丰硕，多集中在文化负载词、修辞格和术语英译策略的研究方面，英译策略多表现为直译、意译、音译和音意结合四种。这都为本研究打下了坚实的理论和实践基础。然而，现有英译策略研究角度过于聚焦，尚未能顾及《黄帝内经》中部分微观角度的英译策略研究，如自然现象、人的情志、"取象比类"术语等。下文作者将在现有研究基础上，细化《黄帝内经》英译研究的内容属类，多从微观角度探讨《黄帝内经》的英译策略。

# 第二节 《黄帝内经》英译策略

## 一、直译法

目前，学界关于《黄帝内经》的成书时间尚未达成一致，较为流行的看法是"西周开始著书，后经春秋、战国，到秦汉定型，接着又经六朝、唐宋等众多医家学者修订补充而成书"（达美君、张宁，1994）。因此，《黄帝内经》内容极具文化差异性和复杂性。现有《黄帝内经·灵枢》和《黄帝内经·素问》英译本中，译者采用直译法翻译的对象主要有以下三类：自然现象、人的情志和模糊修辞格。下文将对此展开详细的阐述。

### （一）自然现象

中医药文化秉持"天人合一"的思想观，这强调人的生存环境"自然"的重要性。自然环境与人的生长息息相关，是万物化生、精气流动的大环境。《黄帝内经·素问·天元纪大论》载鬼臾区引《太始天元册》文曰："太虚寥廓，肇基化元，万物资始，五运终天，布气真灵，总统坤元，九星悬朗，七曜周旋，曰阴曰阳，曰柔曰刚，幽显既位，寒暑弛张，生生化化，品物咸章。"故成我们今天所见的风雨雷电、日月寒暑、日升日落等自然现象。对于这些自然现象，人们耳熟能详，译者们通常采用直译的方法，简单明了，便于理解。

如《黄帝内经·灵枢·百病始生》中："夫百病之始生也，皆生于风雨寒暑，清湿喜怒。"

**译文**：The occurrence of all diseases is causedexclusively by〔attack of pathogenic〕wind, rain, cold,〔summer〕heat, coolness and dampness〔as well as emotional changes such as〕excessive rejoicing and anger.（施卫萍，2014）

源语中的"风雨寒暑"作为一种自然现象，时常出现在人们的日常生活中，直接译成"wind, rain, cold,〔summer〕heat"，既忠实于原文，又表达了术语的意思。其中，"暑"的意思是夏天暑气造成的热，与人们的认知一致，所以译者直接翻译成"〔summer〕heat"。

再如《黄帝内经·素问·金匮真言论》黄帝问曰："天有八风，经有五风，何谓?"

岐伯对曰："八风发邪以为经风，触五脏，邪气发病。所谓得四时之胜者，春胜长夏，长夏胜冬，冬胜夏，夏胜秋，秋胜春，所谓四时之胜也。"

译文：Huangdi asked，"In the heavens there are eight kinds of wind [from different directions]. [In the pathological changes of] the Jingmai（Channels）there are five kinds of wind. What do they refer to?"（李照国，2005）

Qibo answered，"The eight kinds of wind may change into Xie（Evil）which causes Jingfeng（Channel-Wind）. [After] invading the Five Zang-Organs, Xieqi（Evil-Qi）begins to cause diseases. As to the so-called Sheng（Domination）among the four seasons, spring dominates over late summers, late summer over winter, winter over summer, summer over autumn and autumn over spring. This is what the fours seasons dominate over each other means."（李照国，2005）

文中译者将"天"直译成"the heavens"，和人们口中的"天堂"认知一致。此外，"长夏"在中医学范畴中是指农历六月，一般是指夏季换秋季的最后十五天左右，民间也称之为"末伏"，因此，直接翻译成"late summer"更利于读者解读和理解源语。"春""夏""秋""冬"直接翻译为"spring""summer""autumn""winter"，既遵循了原文的意思，又通俗易懂。

## （二）人的情志

"情志学说"是中医学的重要组成部分。《黄帝内经》中把人的情志活动以"五志"的概念加以描述，认为五志以五脏精气为物质基础，产生于五脏气化过程，通过五志功能表现出来。如《黄帝内经·素问·阴阳应象大论篇》所述："人有五脏化五气，无识别结果感悲忧恐。"因此，把情志分属五脏。在五脏中，心神起着决定性的作用，如《黄帝内经·灵枢·邪客》中记载："心者，五藏六腑之大主也，精神之所舍也。"（田代华，2012）正如乔明琦、张惠云（2009）所述："情就是七情，志就是五志。七情是喜、怒、忧、思、悲、恐、惊。为了和五脏对应，便产生了五志。五志是把悲和忧合并，再把惊和恐合并，于是成为喜怒忧思恐。"同时，"喜、怒、忧、思、悲、恐、惊"是人们最常接触的情绪。

如《黄帝内机·素问·阴阳应象大论》曰："人有五脏化五气，以生喜怒悲忧恐，故喜怒伤气，寒暑伤形。暴怒伤阴，暴喜伤阳。"

吴连胜、吴奇父子的《黄帝内经：汉英对照》（2010）将其译为："The five viscera of man produce the five energies which appeared to be overjoy, anger, melancholy anxiety and terror respectively. The excitation of moods like overjoy, anger etc. may damage the viscera, so it hurts the vital energy of a man, the sudden change of different weather, such as cold, heat, etc. may invade the muscle and skin, thus it hurts the physique of a man..."

分析原文可知，原文前半句的"喜""怒"单纯指"喜""怒"两种情绪。后半句中的"喜、怒"与前半句意义不同。根据语境可知，"伤气"对应"伤形"，"喜怒"对应"寒暑"。结合中医学理论可知，"伤气"应该包括"喜怒悲忧恐"五种情绪。由此，可以理解为后半句的"喜、怒"是前半句中的"喜怒悲忧恐"的简称，含义上属于上位等级范畴（田晓霞等，2022）。因此，吴连胜、吴奇将其直译为"cold, heat, etc."，简洁明了，表明"伤气、伤形"的病因还包括其他情志。

### （三）模糊修辞

许慎在《说文解字》中认为："修，饰也；辞，说也。""意指修辞是指通过调整句子中的语辞来帮助言语表达得体、高效的一种手段。"（吴世雄、陈维振，2001）"传统修辞起始于演讲之术，工于锤炼词句，强调"鲜明、准确、生动。"（陈意德，2001）传统修辞逐渐发展，衍生出了模糊论。模糊论认为"精确表达并非无懈可击，很多情况下模糊表达反而更令人印象深刻"（李秋梅，2015）。现学界普遍认为"模糊修辞学是指在言语交际活动中，语言使用者精心挑选模糊语言来表达自己的意思，相互交流思想，从而提高言语表达效果的一种方法和原则"（韩庆玲，2006；梁文阳，2013）。

古时候人们认知世界的条件有限，对客观世界的认知极具模糊性。因此，中医理论表达的载体——中医药语言相对也会具备一定的模糊性。《黄帝内经》作为现存首部经典中医药典籍，其中的理论言语尤甚。例如阴阳学说理论，实际上的阴阳划分并没有明确的标准，都是对同一种事物的相对面而言。此外，五行学说也模糊了天地万物的界限，促使了中医药"天人合一"思想观的形成。

如《黄帝内经·素问·宣明五气篇》曰："久视伤血，久卧伤气，久坐伤肉，久立伤骨，久行伤筋。"

李照国（2005）将其译为："Seeing for a long time impairs the blood; sleeping for a long time impairs Qi; sitting for a long time impairs the muscles; standing for a long time impairs the bones; and walking for a long time impairs the sinews."

上述原文中关于中医"五劳伤"的描述，字数整齐，语韵连贯。其中表达时间的模糊词"久",译者直接对应翻译成了"a long time"。译者使用直译的方法,使源语和译语之间不仅形式上实现对等,模糊词含义也实现了对等。

再如《黄帝内经·素问·平人气象论》曰:"平肺脉来,厌厌聂聂,如落榆荚,曰肺平。"

李照国(2005)将其译为:"The normal Lung Pulse beats in a floating and light way, just like the drop of an elm leaf: This is the normal pulse of the lung. It is important to preserve Stomach-Qi in autumn."

原文运用了形象生动的模糊修辞来描述平脉、病脉、死脉的特征,表明胃气为胃部之根本。原文仅仅用两个叠字,便赋予了平肺脉一种美妙朦胧的动态意境。"厌厌"安静平缓,"聂聂"沉浮无力。在此,李照国采用直译的方法:"in a floating and light way",把脉象轻浮的情态较为保守地表现出来,同时赋予语境动态美感。

## 二、意译法

《黄帝内经·素问》和《黄帝内经·灵枢》英译中,意译法针对的对象普遍为文化内涵丰富的术语,主要为"取象比类"类术语和文化负载词。

### (一)"取象比类"术语

关于"取象比类"的认知,目前学界的学者普遍认为"古时候的人用'象'来认识和解释万事万物,同时利用'象'来推演事物的发展以及预测未知领域"(任秀玲,2008)。《黄帝内经》作为中医思想的理论基石,其中蕴含非常丰厚的"取象比类"思维,如《素问·示从容论篇》云："援物比类，化之冥冥"。再如《黄帝内经·素问·灵兰秘典论篇》所述："心者，君主之官，神明出焉。"

如《黄帝内经·素问·阴阳应象大论篇》中曰："善诊者，察色按脉，先别阴阳。"

吴连胜、吴奇（2010）将其译为："He who is good at diagnosis always observes the complexion of the patient and palpates the pulse first, to distinguish whether the disease belongs to Yang or Yin (such as the red complexion represents Yang, white complexion represents Yin, floating pulse shows Yang and deep pulse shows Yin, etc.)."

显然，上述译文采用了意译的翻译策略。原文意思为：医术高明的医生一般会先通过观察病人的面色、按压脉象，来分辨病症的阴阳。显然，译文十分注重传达原文意思，译文形态和原文形态对等次之。此外，译者还巧妙地以括号注解的形式增加了具体的面部的"色象"和脉搏的"脉象"。"这是中医诊疗中'取象比类'思维的典型体现。"（陈媛，黄忠廉，2022）译者将读者能够观察到的表象面部色泽和诊脉是感受到的脉搏浮沉以文字的形式呈现在读者面前，帮助读者把"象"和"类"联系起来，达到"取象比类"的真正目的。

再如《黄帝内经·素问·脉要精微论》言："秋日下肤，蛰虫将去"。

李照国（2005）将其译为："In autumn, (the pulse is beating) beneath the skin just like the insects going into hiding."

原文"秋日下肤，蛰虫将去"是指到了秋天的时候，人们的脉象潜藏在皮肤之下，就像蛰虫一到秋天就要伏藏的状态，这属于典型的"取象比类"。原句中"下肤"是指皮肤之下，人的脉象从浮趋沉，故意译为"beneath the skin"。然而，需要注意的是此处的"脉象跳动"有区别春夏季节的浮脉 floating（王忻玥，2014），故译者充分理解上下文后，结合中医药理论知识，将其意译成了 beating。

## （二）文化负载词

"文化负载词（culture-loaded terms）是指特定文化中词、词组和习语等，这些词汇和句子反映了某一民族在漫长的历史进程中逐渐积累的区别于其他民族的独特的生活方式。"（廖七一，2000）由于中医和现代医学在语言、文化等方面存在差异，很多中医文化负载词无法在现代英语中找到对应词。这阻碍了中医药典籍中的文化负载词翻译之路（吴纯瑜，王银泉，2015）。正如王佐良先生所说："翻译最大的困难就是文化差异。在一种文化里不言而喻的东西，在另一种文化里译者需要花费大力气进行解释。"（吴文安，2013）《黄帝内经》中的文化负载词内容丰富，涉及人名、中医理论、病理等诸多方面，如"六合、九窍、五藏、十二节"等文化负载词对外国读者而言是极其陌生的。此时，译者通常会考虑采用意译法，以求通顺达意地传递源语文化。

如《黄帝内经·素问·上古天真论篇第一》中记载："肾者主水，受五脏六腑之精而藏之，故五脏盛，乃能泻。"

文树德（2011）将其译为："The kidneys rule the water, they receive the essence from the five depots and six palaces and they store it. Hence when there is abundance in the five depots, (essence) can flow away."

《黄帝内经》中的"藏"和"府"最早都是指存储东西的地方。"府"本义一般指短期藏物场所，所藏东西多为需要流通的财物文书等贵重物品。"藏"本义一般指长期存储重要物质的场所，存储时间较长。文树德先生在翻译时，溯源至"藏"和"符"的本义，认为常见的翻译"viscera and bowels""zang-organs"或者"fu-organs"都没办法表达"藏"和"符"的本义。

此外，文树德曾在《黄帝内经》的绪论中指出"英语中并没有合适的词汇来表达这种'长期储存'以及'暂时储存'的含义"（郑金生，2013）。因此，对于具有长期存储功能的"藏"，文树德先生采用了"depot"；但"府"的翻译则相对更为复杂，因为该词延伸出了"官府所在地"（venue of administration）以及后来的"官邸"（palace）之意（张晓枚等，2018）。鉴于脏腑互为表里，一个"藏"对应一个"府"，所以文树德先生用"palace"来翻译"府"。

## 三、音译法

音译作为《黄帝内经》译本中常用的翻译策略，主要适用对象为中药名和中医理论。

### （一）中药名

尹铂淳（2021）认为："中药名蕴含了命名者的经验体系和知识结构，其命名过程是一个主观化的认知加工过程。"由此，药物的功效、产地、气候、味道、形状、颜色等均可用作命名理据。例如"以人名典故命名的中药：刘寄奴、何首乌、杜仲、徐长卿等；

以功效命名的中药：如益母草、防风、伸筋草的；以药用部位命名的中药：如白茅根、车前子、蝉衣等；以中药产地命名的：如川黄连、浙贝母、阳春砂等；以生长季节命名的中药：半夏、雪见草、夏枯草等。"（朱建平等，2020）这些中药命名理据在《黄帝内经》中屡见不鲜。

中药名是中药的符号表征，凝聚了中华民族的生活模式、思维方式和价值体系，是中医药文化的精髓，其翻译应该经济实用。埃文斯（Evans，2006）认为："译者应该以最小的认知努力去获取最大信息量，即以一个精简的语符去表征一个复杂庞大的概念结构。"这表明，中药名概念结构庞大复杂，其在翻译时需要努力实现语言经济性与准确性的辩证统一，呈现出形式简洁、语义精确的译语。毫无疑问，现有翻译方法中，音译能在遵循语言经济性原则的同时，把中药名中蕴含的文化意蕴翻译出来。

如《黄帝内经·素问·腹中论》中的岐伯方记载的"鸡矢醴"中药名。"鸡矢醴"方中的成分主要为"鸡矢白"和"无灰酒"。"鸡矢白"利水泄热、祛风解毒；"无灰酒"通畅血脉、御寒行药。两药配合成"鸡矢醴"，有利尿通便、消除胀满作用。翻译时，倘若将其意思翻译出来，译为"Chicken sagittal white and Ashless wine"会让人不知所云。不仅失掉源语的文化含义，译语更是改变了"鸡矢醴"的功效。直接音译为"Jichi Lijiu"可以让读者明白这种药是一种由鸡矢藤做成的酒。

再如"麻杏石甘汤"，是由"麻黄、杏仁、甘草、石膏"四种药物熬制而成的汤。倘若译成"Decoction of Herba Ephedrae, Semen Armeniacae Amarum, Radix Glycyrrhizae and Gypsum Fibrosum"，不仅语言冗长，经济实用性差，而且加重了读者的认知负担，不利于读者记忆和日常使用，远比不上音译"Mahuang Xingren Gancao Shi-gao"简单实用。所以，在翻译《黄帝内经》中的中药名时，译者较常使用的仍是音译策略，这种策略不仅读者友好，也有利于中药名的口口相传，源远流长。

## （二）中医理论

阴阳学说和脏象学说是《黄帝内经》理论体系的核心。《黄帝内经·素问·阴阳应象大论》中记载："阴阳者，天地之道，万物之纲纪，变化之父母，生杀之本始，神明之府也。"《黄帝内经·素问·金匮真言论》中亦记载："背为阳，阳中之阳，心也。背为阳，阳中之阴，肺也。腹为阴，阴中之阴，肾也。腹为阴，阴中之阳，肝也。腹为阴，阴中之至阴，脾也。此皆阴阳表里，内外雌雄，相输应也。故以应天之阴阳也。"这表明自然界的万事万物均具有阴阳的禀赋，相互对立却又相互依存。万物的不断运动、发展和变化延伸了阴阳学说的内涵："自然界运动变化的现象和规律与人体的生理功能和病理的变化有异曲同工之妙。因此，阴阳学说能帮助说明人体的机能活动、组织结构及其相互关系。"（臧敏等，2018）

"脏象学说把脏腑与人体、环境看成是一个相互联系的有机整体。其中，脏腑属于中心点，心肝脾肺肾等分别于大自然的四时八节、五方六气等相通。"（杨剑横，2013）正如《黄帝内经·素问·六节脏象论》所言："心者，阳中之太阳，通于夏气。肺者……为阳中之太阴，通于秋气。肾者……为阴中之少阴，通于冬气。肝者……此为阳中之少阳，通于春气。"这说明天地之间六节气为一年。同时脏腑之间六六相对，故称为"六节脏象"。《黄帝内经·素问·阴阳应象大论》把这方面的说法延伸至了人类的病理

特征方面，认为天地四时六方均会对人的五脏六腑运动产生节律性
影响。

由上可知，阴阳学说和脏象学说理论内涵丰富，中医文化色彩
极其浓厚。对于这种文化色彩极其浓厚的中医理论，音译不失为一
个首选翻译策略。如《黄帝内经·素问·阴阳应象大论篇第五》
曰："阴味出下窍，阳气出上窍。味厚者为阴，薄为阴之阳。气厚
者为阳，薄为阳之阴。"李照国（2005）将其译为："Yinwei（Yin-
flavor）is discharged from the lower orifices and Yangqi disperses from
the upper orifices. The thick flavor pertains to Yin and the thin flavor is
Yang within Yin. The thick Qi pertains to Yang and the thin Qi is Yin
within Yang."对于其中涉及的阴阳学说的名词，李照国（2015）
中直接将其音译为"Yin"和"Yang"，这极大地保留了中医药文
化，同时又巧妙地传递了源语信息。

再如《黄帝内经·素问·五脏别论篇》中曰："气口亦太阴
也……"罗希文（2009）将其中的"气口""太阴"直接音译为
"Qikou is a position of the Lung Channel of Hand Taiyin"。"气口"就
是人体肺部气进出的口子；"太阴"全称"手太肺阴经"，属于人
体十二经脉之一。因此，这样的音译能较好地在保存原文形态的同
时，反映出原文术语条目在语境中的含义，较好地把原文读者的感
受传递给译文读者。

## 四、音意结合法

《黄帝内经·灵枢》和《黄帝内经·素问》中的语词和句式运
用了多种修辞格，常常以"象"为表，以"意"为里，旨在通过
"取象比类""立象尽意"等修辞手段来论述"天人合一"的哲学

思想、动静相衡的病机、治法治则等，故有"古人行文之楷模，修辞之典范"之称（程颜等，2022）。对此，译者常常会采用音译与意译结合的翻译方法，以达到谐音又谐意的翻译效果。

目前，音意结合法主要用在《黄帝内经》比喻辞格中的明喻和隐喻的词段句翻译中。据现有研究表明。比喻修辞的运用最早出现在先秦时期的文章。《墨子·小取》中记载："辟也者，举他物而以名之也。"原文的"辟"约等于今天的"比喻"，与"是、与……相似、像"等比喻词用法相同。即用另一事物来说明另一个事物，通常包括三要素：本体、喻体和喻词（薛俊梅，2008）。

## （一）明喻辞格

"明喻本体、喻体和喻词三要素均具体体现在文章内容中，明确地表示本体与喻体之间的比喻关系，其喻词通常包括"如、象、若、犹、仿佛、好像、似、似乎"等（杜福荣，2012）。《黄帝内经》中运用明喻的例子有很多，如《黄帝内经·素问·平人气象论》中所述："目裹微肿，如卧蚕起之状，曰水"。这句话把眼睑浮肿之态比作卧蚕之状，患者眼睑如此状者，可以判定为患上水肿病。再如《黄帝内经·素问·生气通天论篇》中记载："阳气者，若天与日；失其所，则折寿而不彰。"这句话把人身上的阳气比作天上的太阳，太阳对万物的重要性正如阳气对人的重要性一样。

由此可知，对于这种本体、喻体和喻词都一目了然的明喻辞格，往往会牵涉人体及其五脏六腑，采用音译加直译的翻译方法较为合适。如《黄帝内经·素问·玉机真脏论篇》中记载："急虚身中卒至，五藏绝闭，脉道不通，气不往来，譬于堕溺，不可为期。"

译文："Sudden invasion of Xieqi（Evil-qi），obstruction of the Five Zang-Organs，stagnation of vessels and stoppage of Qi flow，just as the case of falling down from a high place and drowning in water."（李照国，2005）

原文的意思是说如果人体的正气泄露，人将会处于极度虚弱状态。此时外邪陡然侵犯中人，将会导致人体猝不及防患病。患病后，人体五脏气机闭塞，全身脉道堵塞，气无法流通。这种感觉就如同人突然从高处坠下或者突然落水被淹。对于这种急症，医生往往无法预测死期。原文的本体是前半部分"急虚身中卒至，五藏绝闭，脉道不通，气不往来"，喻词是"譬"（像/如），喻体是"堕溺"。译者运用了"just as"把本体和喻体连接起来，同时面对"五藏"采用音译结合意译的方式，对应译为"Five Zang-organs"，"气"则音译为"qi"。整句话，音意结合翻译，在最大程度保留原文神韵的同时，又通俗易懂，巧妙地传递了深厚的中医药文化。

## （二）隐喻辞格

"传统隐喻理论认为隐喻是暗喻的一种手法，是一种修饰语言的修辞工具，仅见本体和喻体，其比喻关系隐藏于句子之中，使得喻体与本体之间的关系比明喻更加紧密。"（谢菁、贾春华，2011；陈冲、张淼，2015）古时候，人们由于条件缺乏，常常通过自身的经验和认知来认识未知领域的事物，后逐渐延伸至对生命现象和疾病规律的感知和认识上，并逐渐建构了中医药理论体系，隐喻辞格就是在这样的背景下发展起来的。"根据感知经验的来源与对象不同，现有研究主要将《黄帝内经》中的隐喻分成自然型隐喻、社会型隐喻、哲学型隐喻。"（谢菁、贾春华，2011）。

自然型隐喻指人们在中医药"天人合一"的思想下指导下，以自然界各种现象作为参照物，如海、月、星、风、地、水、火、天等，来构建形成的中医概念（谢菁、贾春华，2011）。如《黄帝内经·素问·太阴阳明论篇》所述："脾者土也，治中央。"这句话中仅见本体"脾"和喻体"土"，把人体脾脏运化水谷、化生气血、濡养全身的生理功能比作自然界中能孕育万物的土地，生动形象，易于读者理解。翻译时采用音意结合，把五行中的"土"音译，其余意思意译。由此可译为："The spleen〔associates with〕Earth〔in the Wuxing（Five Elements）〕and the center〔in the five directions〕."（李照国，2005）

"社会型隐喻是指人们参照自己生活的社会空间、事物、关系、感觉等抽象概念建构的中医隐喻概念，如男女、寒热、父母等。"（谢菁、贾春华，2011）如《黄帝内经·素问·痹论篇》曰："凡痹之客五藏者。"日常生活中，人们通常用"客"来表达家中外来事物或者人，此句用来隐喻外来致病因素侵犯人体，引起痹病①的行为。由此，可以翻译为："Pathogenic factors of Bi diseases invade Five Zang-organs."“凡痹之客"本意就是病原体，故意译为"Pathogenic factors"。依据前面所述，"五藏"本意是五脏，所以直接音译为"Five Zang-organs"。这样可以把本体和喻体的关系呈现得一目了然。

"哲学型隐喻是指人们参照哲学现象构建的中医隐喻概念，如阴阳、五行等。"（谢菁、贾春华，2011）如《黄帝内经·灵枢·

---

① 痹病泛指机体正气不足，卫外不固，风、寒、湿、热等邪气乘虚而入，致使气血凝滞，经络痹阻，引起相关系统疾病的总称。

九针十二原第一篇》所述"阴有阳疾者，取之下陵三里"，意为："热在阴分的病人，要取阳明经的足三里穴。"李照国（2008）将其译为："［To treat］Yang disease in Yin, Zusanli should be selected."其中，对于阴、阳、足三里穴等哲学词汇，李照国采用了音译法翻译，较好地保留了词汇中蕴含的中医药文化。其余部分则采用意译，以传情达意，契合原文形态和神韵。

## 五、得意忘形法

得意忘形法和意译法有异曲同工之妙，相同之处在于把源语意义放在翻译首位，不同之处在于中医药翻译中的得意忘形法常常是用于类比形术语，得其意而忘其形，忽略原文和译文的形态对等，从实而译（柳忠贤，1992；何刚强，1997）。意译法常常需要考虑原文与译文在意义和形态方面的对等。因此，这种翻译方法常常适用于《黄帝内经》中运用了省略辞格和对偶辞格的词、句、段。

### （一）省略辞格

关于省略辞格，吕叔湘提出了广义和狭义两种定义。广义上是指一句话离开了所在语境，意思就会变得含糊不清。狭义上是指一句话中是可以存在添补词语的，并且添补的词语只有一种可能性（吕叔湘，1979；陈亚川、郑懿德，2015）。由此，可以知道，省略辞格实际上是一种避免重复、保持简洁的修辞工具。《黄帝内经》起于春秋战国时期，由历代医家根据自己的经验总结而成。"那个时候由儒而医的现象极其普遍，大部分医家均是精儒之医、明医之儒和医儒两栖之士。"（段逸山，1987）多数医家以文载道，为了追求行文的言简意赅，会在文章中采用省略的修辞手段。因此，《黄帝内经》中会存在许多省略现象，其中包括对书名、人名、药名、穴位名称等的省略（段逸山，1987）。文章蕴含省略的句子能使整篇文章看起来简洁有力，给读者留下充足的想象空间。

《黄帝内经》中常见的省略有句子成分的省略和句子的省略。句子成分的省略通常是承前省略或者探下省略，省略的成分包括介词、主语、谓语或者宾语等（张斌等，2011）。如《黄帝内经·素问·宣明五气》中所述："五精所并，精气并于心则喜，并于肺则悲，并于肝则忧，并于脾则畏，并于肾则恐。"这句话省略了主语"精气"。

句子的省略通常是作者在语境中省略一句话（张斌等，2011）。如《黄帝内经·素问·五脏生成》曰："黄，脉之至也大而虚，有积气在腹中，有厥气，名曰厥疝。女子同法，得之疾使四肢汗出当风。"这句话中把"黄，脉之至也大而虚，有积气在腹中，有厥气，名曰厥疝"一句省略了，直接用"女子同法"代替。因此，对于省略辞格，得"意"忘"形"，根据语境补全文意，才能把其中蕴含的中医药意义顺利传递给读者。

如《黄帝内经·素问·六元正纪大论》中所述："臣虽不敏，请陈其道，令终不灭，久而不易。"采用得意忘形法可以译为："Though I am not capable enough, please allow me to explain it. [So that it] may last forever without any change."这句话中，源语省略了谓语"令"，完整为"请令陈其道"，因此译文补充了谓语"allow"。尽管译文形态与原文不相似，但实现了意义上的忠实和通顺。

## （二） 对偶辞格

中医药文化中含有辩证统一的思想，认为阴阳对立是客观事物的本质属性。如男和女，日和月，天和地等。这种辩证思维对中医药语言的形成和发展产生了重要作用。因此，"中医语言在协调音韵、组织词句时，喜欢双音、四字、成对概念"（李苹、施蕴中，2009）。与此同时，《黄帝内经》认为，事物是对立统一的，万物的阴阳两面构成了"阴阳"两大系，由"阴"和"阳"统帅，然后又可以再细分阴阳。这种朴素辩证的学术思想贯穿于《黄帝内经》的各个层面，尤其在词汇、句子层面得到了较为明显的表征。

以《黄帝内经·素问·阴阳应象大论篇第五》的反对对偶关系句为例："阳化气，阴成形。寒极生热，热极生寒。"这句话的意思是说"自然界阳的运动，可以生成清正之气和能量；阴相聚，则可以构成有形物质。寒到极点可以转换成热，热到极点也可以转换成寒。"（李苹、施蕴中，2009）通过两个反对对偶，该句生动地阐释了阴阳在极限条件下可以互相转化的情形。

然而，由于对偶辞格形式上的对称，意义上的简洁。翻译的难点便落在原文含义的正确理解方面。如《黄帝内经·素问·通评虚实论二十八》所载反对对偶句："脉沉则生，脉浮则死。"伊扎尔·威斯（Ilza Veith，1982）和李照国（2005）的翻译分别如下：

（1）"［If］the pulse is deep, it is curable; ［if］the pulse is floating, it is incurable."（李照国，2005）

（2）"When the pulse is deep it means life; when it is superficial itmeans death."（Veith，1982）

原文中，"沉"对"浮"、"性"对"死"，两对意义相反，起到了强调疾病症状的目的。李照国的翻译为两个相对的条件复合句，意义相反，凸显了原文比较含义。伊扎尔·威斯的则为两对时间从句，意思正确，形状却也逊色于原文。遗憾的是，由于两位译者得其意忘其形，一定程度上丧失了原文的形态神韵。这导致译文与原文形态相比，句子略显臃肿。

# 参考文献

Evans V. , *Cognitive linguistics* ［M］. Edinburgh：Edinburgh University Press, 2006.

Paul U. , Hermann T. , Zheng J. *Huang Di Nei Jing Su Wen：An Annotated Translation of Huang Di's Inner Classic-Basic Questions* ［M］. Los Angeles：University of California Press, 2011.

Veith I. , *The Yellow Emperor's Classic of Internal Medicine* ［M］. Taibei：Southern Materials Center. Inc. 1982.

陈冲、张淼. 框架理论视阈下的《黄帝内经》比喻辞格英译 ［J］. 中医药导报, 2015, 21（13）：111 – 113.

陈亚川、郑懿德. 吕叔湘著《汉语语法分析问题》助读 ［M］. 北京：商务印书馆, 2015.

陈意德. 论模糊修辞及其美学效应 ［J］. 外语与外语教学, 2001（05）：28 – 30.

陈媛、黄忠廉. 阐译"取象比类"：中医外译之变通 ［J］. 中国中医基础医学杂志, 2022, 28（04）：625 – 629.

程颜、吴文华、王培松.《黄帝内经》"摹状"修辞格英译研究 ［J］. 中国中医基础医学杂志，2022，28（06）：975 - 978.

达美君、张宁.《黄帝内经》成书年代述考［J］.上海中医药杂志，1994（07）：34 - 37.

段逸山.中医文言修辞［M］.上海：上海中医学院出版社，1987.

古小康等.中医宝典［EB/OL］.www.ZYBD.com.（2021 - 04 - 01），［2022 - 10 - 04］.

韩庆玲.模糊修辞学［M］.济南：山东文艺出版社，2006.

何刚强.英汉翻译中的得"意"忘"形"［J］.中国翻译，1997（05）：12 - 16.

黄瑜、申艳星、张登本等.《黄帝内经》比喻修辞英译研究［J］.西部中医药，2021，34（11）：153 - 157.

兰凤利.《黄帝内经素问》英译事业的描写性研究（1）［J］.中国中西医结合杂志，2004（10）：947 - 950.

兰凤利.《黄帝内经素问》英译事业的描写性研究（2）［J］.中国中西医结合杂志，2005（02）：176 - 180.

李磊、尤传香.《黄帝内经》《素问》《灵枢》诸书名的文化内涵［J］.中医药通报，2011，10（06）：45 - 48.

李苹、施蕴中.《黄帝内经》对偶辞格研究［J］.时珍国医国药，2009，20（10）：2578 - 2579.

李秋梅.语义模糊、语用模糊和模糊修辞的界限与联系［J］.西安外国语大学学报，2015，23（03）：45 - 48.

李照国.《黄帝内经·灵枢 汉英对照》［M］.西安：世界图书出版公司，2008.

李照国.《黄帝内经·素问 汉英对照》［M］.北京：世界图书出版公司，2005.

梁文阳.浅谈模糊修辞［J］.文艺生活，2013（2）：99 - 100.

廖七一.当代西方翻译理论探索［M］.南京：译林出版社，2000.

柳忠贤.翻译与"得意忘形"[J].十堰大学学报,1992(01):57-60.

罗希文.黄帝内经(英文)[M].北京:中国中医药出版社,2009.

吕叔湘.汉语语法分析问题[M].北京:商务印书馆,1979.

潘霖、宁全、杨渝.国内《黄帝内经》翻译研究的现状、问题和对策(2000—2019年)——基于文献计量和战略坐标分析[J].中医药管理杂志,2021,29(03):7-13.

乔明琦、张惠云.中医情志学[M].北京:人民卫生出版社,2009.

任秀玲.《黄帝内经》建构中医药理论的基本范畴——取象[J].中华中医药杂志,2008(09):799-802.

施卫萍.模因论视阈下《黄帝内经》中文化专有项英译策略探析[J].上海中医药大学学报,2014,28(05):15-18.

石勇.以《黄帝内经》为例论中医取象比类的结构特征[J].中华中医药杂志,2019,34(02):542-545.

孙凤兰.识解理论视角下的《黄帝内经》医学术语翻译[J].外语学刊,2016(03):107-111.

田代华.黄帝内经素问[M].北京:人民卫生出版社,2012.

田晓霞、任荣政、吴泽扬.《黄帝内经》中喜怒的英译探究[J].中国中医药现代远程教育,2022,20(11):54-57.

王忻玥.谈中医学"取象比类"理念的英译——刍议中医翻译基本功[J].中国科技翻译,2014,27(03):16-19.

文娟、蒋基昌.《黄帝内经》英译研究进展[J].辽宁中医药大学学报,2013,15(07):260-262.

文理."取象比类"思维模式在《黄帝内经》中的体现[J].中华中医药杂志,2010,25(12):2320-2322.

吴纯瑜、王银泉.生态翻译学视阈下《黄帝内经》文化负载词英译研究[J].中华中医药学刊,2015,33(01):61-64.

吴连胜、吴奇.《黄帝内经 汉英对照》［M］. 北京：中国科学技术出版社，2010.

吴世雄、陈维振. 中国模糊语言学：回顾与前瞻［J］. 外语教学与研究，2001（01）：7－14.

吴文安. 王佐良的诗歌翻译观［J］. 天津外国语大学学报，2013，20（05）：30－34.

谢菁、贾春华.《黄帝内经》隐喻语言的类型与功能［J］. 中医药学报，2011，39（01）：1－4.

薛俊梅. 论医古文比喻修辞格的翻译［J］. 中国科技翻译，2008（01）：39－41. 尹铂淳. 中药名的体认性及其英译原则［J］. 语言、翻译与认知，2021（02）：96－103.

杨剑横. 试论脏象学说哲学思维原则［J］. 中医研究，2013，26（10）：7－9.

姚秋慧、陈战. 概念整合理论视阈下《黄帝内经·素问》隐喻英译对比研究［J］. 时珍国医国药，2021，32（08）：1955－1957.

臧敏、刘磊、包素珍等. 从《黄帝内经》阴阳学说的应用浅议中医理论发展［J］. 中华中医药杂志，2018，33（07）：2754－2757.

张斌、王治梅、赵晓丽等.《黄帝内经》省略辞格翻译探析［J］. 时珍国医国药，2011，22（03）：693－695.

张晓枚、陈锋、陈宁等. 文树德英译本《黄帝内经》文化负载词英译探究［J］. 环球中医药，2018，11（07）：1084－1087.

张璇、施蕴中.《黄帝内经》常用文化负载词英译［J］. 中国中西医结合杂志，2008（10）：941－944.

郑金生. 文树德教授的中国医学研究之路［J］. 中国科技史杂志，2013，34（01）：1－18.

朱建平、王永炎、梁菊生. 中药名考证与规范［M］. 北京：中医古籍出版社，2020.

第四章
中医药典籍英译策略研究
——《伤寒杂病论》

# 第一节　研究现状

　　《伤寒杂病论》（以下简称《伤寒论》）由东汉末年医学家张仲景撰写，是我国现存第一部理法方药完备，以阐述外感疾病与内伤杂病辨证论治的理论与实践紧密结合的药学巨著。该书系统地揭示了以发热为主的疾病，或因正气虚乏、真元亏损、阴阳失衡等导致的杂病的诊治规律，同时吸取中医临床实践经验，发展完善了六经辨证与脏腑辨证的理论体系。

　　与《黄帝内经》相比，《伤寒论》的英译研究起步较晚。根据全球最大的图书目录数据库 OCLC WorldCat 检索可得，现有《伤寒论》全译本和节译本约 10 种。其中全译本包括：1986 年罗希文翻译的 *Treatise on Febrile Diseases Caused by Cold*〈*Shang Han Lun*〉（以下简称"罗译本"）；1999 年冯晔与魏迺杰合译的 *Shāng Hán Lùn*〈*On Cold Damage*〉: *Translation & Commentaries*（以下简称"魏译本"）；2009 年杨洁德与 R. 马尔科门特（R. Marchment）合译的 *Shang Han Lun Explained*（以下简称"杨译本"）；2017 年李照国翻译的 *On Cold Damage*（以下简称"李译本"）；2018 年乔纳森·谢尔（Jonathan Schell）医生翻译的 *Commentary on the Discussion of Cold Damage with Annotations*（以下简称"乔译本"）。其余《伤寒论》译本均为节译本或者编译本。

　　关于上述英译本的研究时间主要集中在最近十年（张晨晨、谭业升，2021），研究内容可以分为以下三方面：

　　一是从文本语言分析视角比较多个英译本的翻译策略，如盛洁、姚欣（2013）从德国功能理论视角出发比较研究了罗译本和魏译本的翻译策略，认为魏译本采用字字对应的直译法容易使读者对原文深层意思产生困惑，削弱了译文的交际功能。罗译本采用意译、借用等方法，既忠实于原文，又适应了译语文化土壤，但未能较好协调原文作者与译者关系。再如杨乐、周春祥（2013）从词法角度分析了罗译本和黄海节译本中的四种常用的翻译方法：省词译法、具体译法、增词译法和抽象译法。

二是翻译理论或语言学理论指导下的文化负载词、病症名、隐喻术语等的英译策略研究。如范延妮、田思胜（2014）把《伤寒论》中的文化负载词分为中医疾病类、中医症状类、病因病机类、中医哲学类及其他类，对比研究了罗译本和魏译本的文化负载词，发现译者往往会采取直译或加注释、意译或加注释、音译或加注释的方式灵活翻译《伤寒论》中的文化负载词。再如谷峰（2018）从认知概念隐喻视角下研究了《伤寒论》中医隐喻术语的英译策略，发现现有译本主要采取意译、音译加注释的方式翻译隐喻术语。

三是对《伤寒论》的英译史和英译本进行梳理。如林亭秀、孙燕（2010）从多元系统理论角度梳理了《伤寒论》的英译发展史，他们以 2007 年《传统医学术语国际标准》和《中医基本名词术语中英对照国际标准》为分界线，将其分为前后两个时期。再如张晨晨、谭业升（2021）详细梳理了《伤寒论》各个英译本的出版历程，并从全球图书馆馆藏量、海外读者评论等级、被引情况、亚马孙畅销书排名与读者评论五个方面研究了各个译本的海外传播与接受情况。

# 第二节 《伤寒论》文本特征

## 一、辩证性

《伤寒论》创立了六经辨证、八纲辨证、八法运用等辨证论治体系，由此确立了中医药辨证论治的思想、原则和方法。如书中的六经辨证体系融理、法、方、药为一体，客观反映了外感疾病虚实转化，逐步深入的发展变化规律。这告知后世医者，疾病治疗需辩证看待病位、病性、病机、病势以及邪正进退等因素，根据疾病的不同发展阶段灵活采用对应的治疗法则。

如太阳病的下位疾病："发热，汗出，恶风，脉缓者，名为中风；发热或未发热，必恶寒、骨痛、呕逆，脉阴阳具紧者，名为伤寒；发热而渴，不恶寒者为温病。"此处的中风与内伤病的中风不同，是太阳病的表面虚证，表现为风寒侵袭，风邪为重。当风寒侵袭，人体抵抗，就会发生伤寒。伤寒过重，身体发热，却遭庸医误诊，疾病发生异变就会导致温病。所以医者不能将上述三者统一归类为广义层面的太阳病，需根据疾病不同的发展阶段来辨证论治，合理用药。这种辩证思想深刻体现在《伤寒论》的言语描述中，是全书辨证论治思想体系的微观表现。

## 二、文学性

古代文人饱读诗书，深受古代哲学文化的影响，往往身怀"穷则独善其身，达则兼济天下"的伟大抱负，希望自己能登高位，辅明君。这具体体现在《伤寒论》语言中常见的对偶、隐喻、顶真等修辞手段的大量运用。如《伤寒论》第 117 条所记载："烧针令其汗，针处被寒，核起而赤者，必发奔豚。"此处的"奔豚"实际上是作者以小猪发狂奔跑的情态比作病人体内的气突然从腹部往胸部、咽喉处猛冲的症状（熊曼琪，2007）。显然，这里运用了比喻辞格，将气从少腹往上冲的自觉症状比喻小猪奔跑的状态，形象生动，易于读者理解。再如《伤寒论》第 12 条所述："太阳中风，阳浮而阴弱。阳浮者，热自发；阴弱者，汗自出。啬啬恶寒，淅淅恶风，翕翕发热，鼻鸣干呕者，桂枝汤主之。"这一句不仅辞藻华丽，多运用了四字格术语，读起来朗朗上口。后半部分"啬啬恶寒，淅淅恶风，翕翕发热"更是运用了对偶辞格，渲染出患太阳病中风症的患者感官体验，令人如临其境。

## 三、人文性

"余宗族素多，向余二百，建安纪年以来，犹未十稔，其死亡者，三分有二，伤寒十居其七。"天灾和战乱所致民众的苦难、亲人的伤痛，激发了张仲景完成《伤寒论》的决心，望能帮助人们治疗伤寒类疾病。书中按照"君臣佐使"对方剂的组方成分进行了分类，使读者对其重要性有清晰的认识。如"辛温解表剂"的组成成分包括麻黄、桂枝、干姜、细辛、芍药、半夏、五味子、炙甘草，对应的角色和作用分别为：麻黄和桂枝为君，是对症状其主要作用的药物；干姜和细辛为臣子，起着协助和加强君药效能的药物的作用；佐以芍药、半夏和五味子，以抵消君药带来的副作用；炙甘草为佐使，起着增强臣药疗效的作用。书中把方剂成分和人类社会的身份角色对应起来，通俗易懂，让人对药物的主次作用一目了然，这何尝不是一种潜藏在言语特征中的人文关怀呢？

## 四、抽象性

中医药典籍语言沿袭了古代汉语的语言特征，并深受"阴阳学说"和"五行学说"的影响。因此，《伤寒论》语言具有高度的概括性，信息负载量大。这也衍生了许多抽象概念，意义较为晦涩难懂。如《伤寒论》中关于三焦疾病的描述："上焦如雾，中焦如沤，下焦如渎。"这句话极其抽象，对缺乏中医药背景的读者来说，完全无法理解"焦"的含义。

实际上，"三焦"是人体内元气运行的通道。"上焦如雾"是指通道上方常常接受来自中焦的水和谷物的精华，进而通过心肺运动遍布全身，发挥其滋养身体的作用，如雾露灌溉干旱的大地一般。"中焦如沤"是指胃吸纳五谷熟食等，经过脾脏的消化进而成为水谷精华，生化人体气血，濡养全身。"下焦如渎"是指下焦将人体糟粕输送至大肠，形成粪便，经由肛门排出体外，并通过肾和膀胱的气化作用将体内多余的水分变成尿液，排出体外。由此可见，《伤寒论》一书关于人体状态、病症、病机、病势等的描述，语言抽象模糊，意义难以把握。

中医翻译实践历史悠久。在此过程，许多专家学者结合上述中医语言特征，总结出了行之有效的翻译策略。实际翻译中，译者往往需要结合翻译对象，运用不同的翻译策略，以更好地适应译语文化土壤，拉近作者与读者之间的心理距离。因此，在下文，本研究将在结合前人研究和中医语言特征的基础上，对《伤寒论》中不同的翻译对象及其对应的翻译策略进行论述，以期为后续《伤寒论》

翻译实践提供可行的策略参考。

# 第三节 《伤寒杂病论》英译策略

## 一、直译法

直译法直截了当，注重译文形态与原文形态的对应，是《伤寒论》英译本中最为常见的一种翻译策略，通常用于《伤寒论》中的通假字和多义词翻译，以避免字形混乱、语言抽象造成的理解困难。

## （一）通假字

通假者，"通用、借代"之谓也（吕向阳，2013）。通假字实际上就是作者在行文时借用另一种与本字意义相同的同音字来代替本字，以表达自己尚未能确定的意思（柴慈贤，1983）。因此，年代越久远的中医药典籍，其中蕴含的通假字数量就越多。《伤寒论》中通假字形成的原因常有以下两方面（吕向阳，2013）：

一是年代久远，《伤寒论》原本难寻，现有保存较为完整的是王叔和凭记忆篆刻下来的《伤寒论》，实际上并非由张仲景亲自撰写。后来多版本的《伤寒论》实际也是由读书人背诵，默写出来的"著之竹帛"的"复印本"。或许由于当时该书的背诵者只记住了某个字的读音，却未能记住字形，在背诵恢复原籍的时候往往会因为方言或者文化的差异，将同一个字记录成不同形体，甚至是用别字代替，这就产生了许许多多的音同形异的通假字。

二是古时候人们普遍认为声音是语言存在的依据，强调有此音必有此义，听音则可知其意。因此，在记录、复刻或者誊写文字时，往往依据声音将一个字表达为不同的形体。造一个字，表达一种意思。但实际上，字所具备的特定意义并没有得到规范，一个字的意思完全可以利用另一个发音相同或相近的字表示。长期积累，就形成了今天的通假字。

由此可见，通假字本质上并不是错别字，也不是"假借字"（徐莉莉，2002），它是一种正常的文言现象。翻译通假字时，译者可以直接采用直译的翻译策略，化繁为简。目前《伤寒论》中应用通假字的现象共有 30 例，可分为有形体联系的和无形体联系的两大类。其中，有形体联系的可以分为以声旁代替本字和以同声旁的字代替本字两方面，如"知通智，多闻博识，知之次也。"无形体联系的主要分分为声音相同或相近与声音变化较大两方面，如"强通僵，太阳之为病，脉浮，头项强痛而恶寒"。

如《伤寒论》中的"正邪分争，往来寒热"，其中"分"通"纷"，为"把整体分成几部分或分数或构成事物的不同物质和因素"之意。在《伤寒论》罗译本（以下简称"罗译"）和魏译本（以下简称"魏译"）中，译者分别将其译为：

"The conflict between them caused intermittent chills and fever with certain intervals. "（罗希文，2007）

"The right and the evil struggle by turns, ［so there is］ alternating ［aversion to］ cold and heat ［effusion］ that stops and starts periodically. "（Wiseman，1999）

"正邪分争"是指病人体内正气与邪气相互交争的病机（傅延岭，1994）。魏译本和罗译本分别将其直译为"struggle by turns"和"The conflict between"，显著地突出了两种气在病人体内的纷争现象，巧妙地利用了"分"与"纷"语用相通的本质，化繁为简，直接为读者提供病机的认知语境，使读者能准确获取"分"的含义。

## （二）多义词

"多义词"通常就是一种"一词多义"现象。根据认知语言学家昂格勒尔（Ungerer，2013）所言："通过认知意象图式的联结作用，多义词以词汇的基本意义为基础，把现有概念含义采用隐喻或转喻的方式转移到新概念中，从而衍生出多个不同于本义的衍生义。"现代认知语言学奠基人泰勒（Taylor，2003）认为"多义词是指一个词项拥有两种或两种以上密切相关意义的语言现象。"这两种定义对多义词的本质对象进行了有效的界定。由此，结合中医药语言特质，本研究认为《伤寒论》的多义词是指一个词的形容词义项、动词义项、名词义项等分别具有不同的含义，或者同一个词项，因语境和医理不同，词义发生了变化。

本研究根据上述对多义词的定义，利用相关的技术工具检索统计发现，《伤寒论》全书共有多义词42个，分别为：清、脉、热、促、下、利、客、前后、经、实、复、胃中、风、颇、厥、臭、阴阳、家、逆、柴胡、救、尺、少、数、强、散、安、识、烦、重、痞、急、焦、伤、喜、结、微、火、外证、冒、身疼痛、寸。

如《伤寒论》中的"清"形容词义项是"洁净的"，动词义项则是"排泄大小便"；"热"常常指"发热和热证"，偶尔会用作

"红色"之意;"烦"有"心中烦躁"和"恶心"两种义项。如关于麻黄汤煮法的描述:"麻黄先煮去上沫,沫令人烦。"这句话的意思是指:麻黄蒸煮过程会产生浊沫,辛辣苦涩,患者难以下咽,感到恶心。由此可见,《伤寒论》的多义词具有极高的语境依赖性,需要读者在理解其原型义项基础上,辩证看待其意义。此时,采用直译的翻译策略有助于读者在理解原型义项的同时,更好地感受延伸义项。

本研究以《伤寒论》的"风"为例,"风"原意为自然现象的风。在《伤寒论》中,风有以下三种意思:一是害怕风吹的意思,如"恶风";二是指外感病邪,如"风家"就是指易患外感病的人;三是穴位名,如"风池"意指祛风要穴,是足少阳胆经上的一个穴位。对此,魏译本均采用了直译法,直接将"风"译为"wind",后一词项也选择了直译,使读者见其形则可知其意。具体译例如表 1 所示:

**表1 译例分析表**

| 词项 | 魏译 |
|---|---|
| "恶风" | is averse to wind |
| "风家" | wind patients |
| "风池" | wind pood |

## 二、意译法

意译法是《伤寒论》译本中另一主要翻译策略。对偶辞格、文化负载词和中医隐喻术语的语言常常具备文学性和抽象性,故现有译本通常采用意译法,以更好地传递源语的文学内涵。

## （一） 对偶辞格

"《伤寒论》中，张仲景在面对复杂病情时，常常把具有可批性的证候进行对偶分析，以寻求其内在特性和相互规律。"（曾天德，2007）全书关于对偶统一的辩证思想规律以及修辞手法在阐释病机、病势、病症、处方用药等方面应用广泛，使其语言活化，医理明澈。因此，书中在使用对偶辞格时，往往会显现出"不劳经营，率然对尔"的句式特点（钱超尘，1990）。

著名修辞学家陈望道认为："两句话中，字数相等，句法相似，能够成双成对排列的，都可以称作对偶辞格。"（陈望道，2017）因此，"形式上，对偶辞格包含语对、单句对及复句对；语义上，对偶辞格包含正对、反对及串对。"（陈望道，2017）运用对偶辞格的句式往往体态匀称，附有节奏感，内容凝练，词汇信息密度大。故宜采用意译法，把每一个含义充分表达出来，同时保持译文和原文在句式上的整齐划一。

如《伤寒论》第 140 条中记载："脉浮者，必结胸；脉紧者，必咽痛；脉弦者，必两胁拘急；脉细数者，头痛未止；脉沉紧者，必欲呕；脉沉滑者，协热利；脉浮滑者，必下血。"（张仲景，2002）原文释义："对于患有太阳表证的病人，倘若诊治时误用了下攻法，这会导致病人脉象急促。但胸部没有结，则属于邪气尚未入侵身体内部，可以通过体外缓解的方式解决病症。脉象浮沉，胸部隐隐有结现象。或者脉象紧促，伴有咽痛。或脉象属弦，且多伴两边肋骨紧而不适。或脉象细，持续疼痛。或脉象沉紧，发生了气逆呕吐。或脉象沉滑，出现协热下利。或脉象滑，已有大便出血。"（倪海厦，2019）

李照国（2017）将其译为："［If］the pulse is floating, there must be chest bind;［if］the pulse is tight, there must be sore-throat;［if］the pulse is taut, there must be intercostals spasm;［if］the pulse is thin and rapid, headache will not stop;［if］the pulse is sunken and tight, there must be nausea;［if］the pulse is sunken and slippery, there must be diarrhea mixed with heat;［if］the pulse is floating and slippery, there must be bloody stool."

上述对偶辞格属于明显的句式串对，形式工整。原文实际上并无明显的表示假设或条件关系的词汇，译文加了"if"引导的条件从句，显然是译者在深刻理解原文句意后做出的一种意译翻译策略的选择。不同的脉象，对应的病症不同，因此在保证信息分布流畅顺利的基础上，"if"条件句的译文不仅能突出事物间的联系与矛盾，揭示事物之间关系的本质，而且匀称整齐的句式使译文外观更具层次感，能逐步引导读者根据上下文语境对重点内容进行意义的关联理解。

## （二）文化负载词

《伤寒论》成书于多种古籍之上，汲取了大量古代民间话语，蕴含大量的文化负载词，具备丰富的文化色彩和人文内涵。这同时也是《伤寒论》海外传播的重点与难点。如"清浆水""法醋""血室""口父咀"等时代特有的、与人相关的煎药用水和中药加工方法。这些如果不采用意译的方法，很难充分传达原文的文化内涵，体现人文性。

如"口父咀"，是古代一种药物炮制方法。该法指"古代没有刀具时，患者可以用牙把药物咬成较粗的颗粒，加水煎服。后引申为将药物切碎或捣碎，但习惯上仍称'口父咀'。"（范延妮、田思胜，2014）这用以体现人在成药过程中发挥的作用。翻译这种文化负载词时，多数译者直接采用了意译法。如怀斯曼（Wiseman，1999）和李照国（2017）分别采用"break into small pieces"和"chop up"来表示该词的意义，即人用牙齿将药物切碎或捣碎。

再如，"清浆水"在古代就是指人们制浆过滤或剩下的水，可用来做枳实、栀子、豉汤等的溶液，即佐药。与上述药物混合煎熬，可以驱除药物蕴含的凉气，保留其益气，帮助患者清热解毒，减少心胸躁郁（赵体浩、刘世恩，2008）。魏译本将其本意翻译出来，译为"clear starch water"，即"清浆水"的文化源头"淀粉水"，此水常常来源于人们日常淘米或者揉面，也是起着辅助主物的作用。由此可见，对于《伤寒论》中的文化负载词，意译能使译文风貌与原文风貌实现最大程度的一致，并充分传达原文所承载的文化内涵，体现其君臣佐使的地位和作用。

## （三）中医隐喻术语

"在语言的一个具体发生过程中，对象 *A* 为已知对象，对象 *B* 为未知对象，为了更好地描述对象 *B*，从而把对象 *A* 具有的特征"携带"到对象 *B* 上，这就是传统意义上的隐喻。"（Hawkes，2018；王渝、杜世洪，2022）即利用已知的具体事物和未知的抽象事物进行关联，然后利用两者的关联性衍生出抽象事物的意义（覃修桂、黄兴运，2018）。《伤寒论》理法方药兼具，蕴含着丰富的隐喻术语，反映了中医内涵的深层认知机制和古代医学的认知思维模式。随着中医语言研究的逐步深入，空间隐喻、概念隐喻等研究角度也逐步引进《伤寒论》的翻译研究，使其成为中医药典籍域外传播的一个重要认知模式（谷峰，2018）。

目前，贾春华（2009）教授对中医隐喻现象进行了系统深入的研究，如"上热下寒""正邪胜负""四气五味"等，认为根植于中国传统文化的中医语言充满了大量"取象比类"的隐喻式思维模式，体现了一个民族认知思维模式的深层加工机制。部分学者则认为中医隐喻术语翻译实际是一个解码—编码—身份归属的"文化自觉"的翻译过程（谷峰，2018）。译者需要充分解剖源语的文化源，从而与译语建立起合理的文化内涵映射，实现译文的身份归属，生长在合理的译语文化土壤，以吸引更多的读者。因此，现有《伤寒论》译本多用意译法来深入、具体描述隐喻术语源语与译语之间的相互关系。

如《伤寒论》第 117 条所述："烧针令其汗，针处被寒，核其而赤者，必发奔豚。"（张仲景，2002）

怀斯曼（Wiseman，1999）将其译为："When red-hot needling is used to cause sweating, the needling site contracts cold, and if a red node forms, the person will develop running piglet, the sensation of qi surging upward from the lesser abdomen into the chest and heart."

"奔豚"就是指气流突然从人体的少腹直直往胸部和心脏处冲，就像受惊奔跑的小猪，动作急促又猛烈。译者将其隐喻意义——奔跑的小猪翻译出来"running piglet"，同时辅以同位语"the sensation of qi surging upward from the lesser abdomen into the chest and heart"来解释喻体的情态，使读者对该惊恐证候一目了然。

## 三、音译法

方剂和病症名是《伤寒论》最为核心的内容，其承载着古代劳动人民丰富的医学实践经验和哲学文化思想，拥有中华民族文化独特的理论体系、思辨模式和诊疗方法，是中医药典籍翻译并实现有效海外传播的重点和难点。本研究发现，由于方剂和病症名概念抽象，语言极具思辨性，现有译本多采用音译的翻译策略，使读者在准确理解其意义的同时，能有效地避免读者在理解多种纷繁复杂的抽象概念时产生大量的困惑，也能最大程度地保留方剂名和病症名中的中医文化内涵。

## （一）方剂名称

方剂是治法的体现，是根据配伍原则，即"七情"（相须、相使、相畏、相恶、相反、相杀、相成）和根本原则"药性的四气五味"（寒、凉、温、热；酸、苦、甘、辛、咸）（章曦，2008），总结临床经验，以若干药物配合组成的药方。方剂辨证论治是《伤寒论》的方剂的重要语言特点，辨证论治是指将医家望、闻、问、切得到的患者症状、体征等归属于某一病症。在此基础上，医家再深入分析患者的病因、病势、病机等，然后确立治法，以确定是否选择该方剂或是在该方剂基础上加减药物（张友堂、王涛，2006）。如小青龙汤证、小建中汤证、桂枝甘草汤证等是基本的方剂。在会诊时，医家会根据病人的具体病情，在基础方剂上进行药物或剂量的增减，以实现方证相对、药到病除的治疗效果。

因此，在翻译方剂名称时，为了减少与现代方剂学药物配伍的意义重复，译者常常会考虑直接音译，以言简意赅地传达方剂内药物和剂量的增减，使读者在理解时有规律可循。如《伤寒论》第12条："啬啬恶寒，淅淅恶风，翕翕发热，鼻鸣干呕者，桂枝汤主之。"

杨译本中的翻译为："Huddled aversion to cold, wetted aversion to wind, feather-warm fever, with a snuffy nose and dry retching, Gui Zhi Tang governs." 译者直接音译，尽量使译文在文学性上保留其意象。这帮助读者既获取了最大语境效果，又促进读者在译文中进一步感受原文的异质文化。

再如《伤寒论》252 条："伤寒六七日，且中不了了，睛不和，无表里证，大便难，身微热者，此为实也，急下之，宜大承气汤。"（熊曼琪，2007）

**译文**："Febrile disease caused by Cold on the sixth or seventh day: The syndrome is of an excessive nature when the following symptoms and signs are observed: blurring of vision and low spirits, constipation, and a slight body fever with no other interior or exterior syndrome. A drastic should be urgently adopted. Da Chengqi Tang is the curative."（罗希文，2007）

罗希文在翻译"大承气汤"时，采用了直接音译的方法，翻译为"Da Chengqi Tang"。汉语拼音的运用不仅在音形上保留了中华民族传统的中医药文化内涵，也有利于方便读者理解记忆，助力实现中医药文化海外传播的效果，构建独一无二的中医药文化国际形象。

## （二）病症名

中医治病需得先正其名，才能名正言顺。即需要先根据疾病的症状、体征等表征，把握疾病规律，才能有的放矢地进行辨证论治和用药治疗。由此，"中医的病症是中医临床诊疗的基础和主要依据"（董俭等，2018），也是方剂存在的人文意义与社会价值。《伤寒论》中的疾病与其对应的疗法往往同时出现，以体现理法方药兼具、方证相对的六经辨证与脏腑辨证的思想体系。

"病症名概括和抽象了疾病的本质规律，其命名方式来源于历代医家不同的学术观点。因此，同一名称也会出现不同的疾病证候的现象。"（周杰等，1993）张仲景由此汇编成了《伤寒论》中的病症名。如太阳病、阳明病、少阴病、厥阴病、少阳病等，往往囊括了同一类疾病的病机、病势、体征等本质特征。甚至还会出现同名异病的现象，如"癫病"，发作时倘若人先不开心，后头疼、目赤、躁郁，则是癫痫；若突然昏倒，不省人事，那就是癫顶之癫，带上了厥病的证候。

由此可见，病症名含义复杂多变，会随病人具体的体征变化而发生对应的变化。译者在对病症名进行翻译时，通常采用音译，以实现疾病和方剂的辨证论治，更好地表现《伤寒论》原文的辨证论治理念。

如《伤寒论》第 6 条所述："如发汗已，身灼热者，名风温。风温为病，脉阴阳俱浮，自汗出，身重，多眠睡，鼻息必鼾，语言难出。"（张仲景，2002）

译文："After adoption of diaphoresis, if the patient feels a scorching heat in the body, it is termed acute febrile disease caused by Wind (Fengwen), which bears the symptoms and signs of floating pulse at Yin and Yang, perspiration, a heavy feeling in the movement of the limbs, a tendency to fall asleep and snore soundly, and difficulty in pronunciation."（罗希文，2007）

再如《伤寒论》第 382 条：问曰："病有霍乱者何？答曰："呕吐而利，此名霍乱。"（张仲景，2002）

**译文**："Question：What is huo luan disease？Answer：Vomiting and diarrhea，this is huo luan."（Greta et al.，2009）

对于上述两个译例中的病症名，罗希文和杨洁德均采用了音译的方法，减少了不同学者命名的病症名，提高了疾病信息的有效传播度。

## 四、对应法

中医药治疗中，患者或医家接受阴阳、气、经络等定义是疾病诊疗的基础。例如《伤寒论》第 1 条对太阳病的定义："太阳之为病，脉浮，头项强痛而恶寒。"《伤寒论》第 263 条对少阳病的定义："少阳之为病，口苦，咽干，目眩也。"《伤寒论》第 273 条对太阴病的定义："太阴之为病，腹满而吐，食不下，自利益甚，时腹自痛。若下之，必胸下结鞕。"《伤寒论》第 326 条对厥阴病的定义："厥阴之为病，消渴、气上撞心、心中疼热、饥而不欲食、食则吐蛔。"（张仲景，2002）。这些定义均是《伤寒论》对疾病规定的定义，其他疾病的体征与用药方法之间的因果关系，或者病机、病势之间的关联关系，都是在规定定义逻辑基础上才能成立的。因此，语言之间较为强烈的逻辑关系造成了《伤寒论》语言的抽象性和辩证性。对于这些具备逻辑关系的顶真修辞或者治法治则，现有译本也主要采用对应的翻译策略,以体显中医语言之间的逻辑关系。

## (一)顶真辞格

"顶真是指下文开头的词、句等与上文结尾的词、句相同,两者之间能够头尾蝉联,上递下接,颇具趣味的一种措词方法。"(陈望道,2017)这种修辞格又称为"顶针、连珠、联珠、蝉联"(倪素平、丁素红,2014)。词、句之间相互印证,仿若串珠一般,紧密衔接。《伤寒论》言辞简洁,句式条理清晰,故语言上以词汇层面的顶真修辞为主。如《伤寒论》第74条:"中风,发热六七日不解而烦,有表里证,渴欲饮水,水入则吐者,名曰水逆,五苓散主之。"其第265条:"伤寒,脉弦细、头痛发热者,属少阳。少阳不可发汗,发汗则谵语。此属胃,胃和则愈;胃不和,烦而悸。"上述例子中,画线部分词汇之间运用了顶真修辞,使句子内部连贯性更强,前后之间的逻辑关系更加明确。

"两句话之间或者两段话之间若想要产生顶真,需要音节分明,同时每一个音节都要具有存在意义,相互之间可以进行灵活组合。"(张琼,2017)因此,顶真修辞对句子和语篇具有强大的修饰作用,使文章结构严谨,文势充沛。词、句之间环环相扣,步步推进、层层深入,能充分揭示事物之间的内在逻辑关联(王希杰,2004)。例如《伤寒论》第85条所记载的疮疡患者:"疮家,虽身疼痛,不可发汗,汗出则痉。""不可发汗"与"汗出则痉"存在明显的假设关系。意指平时患有疮疡的病人,是不可以出汗的,倘若出汗了,就会出现角弓反张,筋脉强急的变证(南京中医药大学,2010)。

根据《伤寒论》中顶真语言的辩证性、抽象性、强大的逻辑修饰，现有《伤寒论》译本的译者主要采用直接对应法翻译，实现源语与译语逻辑关系上的对应。如《伤寒论》第 264 条曰："少阳中风：两耳无所闻、目赤、胸中满而烦者，不可吐下，吐下则悸而惊。"（南京中医药大学，2010）

怀斯曼（Wiseman，1999）将其译为："When in lesser yang wind strike，［there is］no hearing in the either ear, the eyes are red,［and there is］fullness in the chest and vexation, one cannot ［use］vomiting or precipitation, as vomiting and precipitation will ［lead to］palpitations and fright. "

原文在词汇层面运用了顶真修辞，前句的"吐下"与后半句的"吐下"存在因果关系，所以译文翻译为"lead to"，对应了原文的因果逻辑，表明已经患了少阳病的病人，如果误用吐法和下法，就会导致惊、悸的变证。

## （二）治法治则

"治法治则总称治疗法则，是《伤寒论》辨证论治思想体系中的一个重要环节。中医辨证论治是中医临床实践的操作系统总括，主要包括理、法、方、药四方面内容。"（孟庆云，1992）"理"是关于诊断和治疗的理论，医家望、闻、问、切后，确立患者病症后，就可以确立治疗法则。所以治则是辨证论治体系中"理"的一部分。"治法"就是辨证论中体系中的"法"，指疾病对应的治疗方法。《伤寒论》中的"治法治则"常常界定疾病对应的处方，是中医医学思想对疾病规律认知的模式机制，可以看作是对症治疗的另一种表现。

"间者并行,甚者独行"是《伤寒论》最为明显的治法治则,该法最早出自《黄帝内经·素问》(吴彬才等,2016)。人体发病,往往是内忧外患。如临床常见的新感外邪,常常是表征未除,就会诱发脏腑生变。或者病人本身身体较虚弱,外邪入侵之际又恰逢新感外邪,旧病未除又添新病。这是医家治病往往需要摸清疾病规律和前后逻辑关系,分清疾病的轻重缓急,选择表里同治或者先治表后治里,灵活有序地处理疾病,挽救病人生命。此时,原文中关于治法治则的逻辑关系对于医家把握疾病本质,因病制宜,正确用药至关重要。故译者翻译时理应对照原文,将其治法治则语句内的逻辑关系体现出来,方便医家、患者等读者辩证思考,积极探索,有效治病。

如《伤寒论》第 255 条:"腹满不减,减不足言,当下之,宜大承气汤。"(张仲景,2002)怀斯曼将其译为:"When abdominal fullness does not decrease, [or] decreases insufficiently to speak of, one should precipitate, and [in such cases] Major Qi-Coordinating Decoction is appropriate."

原文划双横线的部分为病人所患疾病,对应的治法为"下之",也就是下法,划了单横线处是治则,即大承气汤。这表明病人的体征为:腹部持续涨满或者胀满症状偶有减缓,这两种症状多为并列或者发生一种,所以译文采用了"or"来体现病人腹胀发作的不同表征。"is such cases"指代病人所患病情和体征对应的疗法——大承气汤,突出疾病和处方之间特定的选择关系。

再如《伤寒论》第 14 条:"太阳病,项背强几几,反汗出恶风者,桂枝加葛根汤主之。"

**译文**："Initial Yang syndrome：［if］the patient feels stiff in the back and neck，perspires and fears wind，［prescribe］Decoction Ramulus Cinnamomi plus Radix Puerariae（Guizhi Gegen Tang）."（罗希文，2007）

原文的疾病对应的治法治则十分明确：如果在太阳病大类下，病人的体征是项背强急、出汗、怕风，需用桂枝加葛根汤治疗（分别对应原文和译文的画线处）。译者用"if"假设条件句和动词"prescribe"把患者的疾病和治则对应起来，凸显疾病规律和治法治则之间的逻辑关系，增强读者对疾病规律和用药用量的理解记忆。

通过上述分析可知，《伤寒论》英译本数量较多，通假字、多义词、方剂名称、病症名、治法治则等描述辩证抽象，大量对偶辞格、顶真辞格、隐喻话语的运用使该书语言文学色彩浓郁，文化负载词更是进一步体现了文章的中医药文化及其人文关怀。对此，译者需要根据不同的翻译对象及其语言特征，采用直译、意译、音译等合适的翻译策略，以正确传递其蕴含的意义。

# 参考文献

Greta（Yang Jiede），Robin. *Shang Hang Lun Explained*［M］. New York：Churchill Livingstone，2009.

Hawkes T. ，*Metaphor*［M］. New York：Routledge，2018.

Taylor J. R. ，*Linguistic Categorization* ［M］. London：Oxford University

Press，2003.

Ungerer F.，Schmid H. J.，*An Introduction to Cognitive Linguistics* ［M］. London：Routledge，2013.

Wiseman N.，et al.，*Shang Han Lun*：*On Cold Damage*，*Translation & Commentaries* ［M］. New Mexico：Paradigm Publications，1999.

曾天德.《伤寒论》对偶统一观 ［J］. 吉林中医药，2007（06）：1－3.

柴慈贤.《伤寒论》中的通假字 ［J］. 中医药学报，1983（05）：75＋64.

陈望道. 修辞学 ［M］. 上海：复旦大学出版社，2017.

董俭、王天芳、吴青等. 借用西医词汇翻译中医病症名的再思考 ［J］. 中华中医药杂志，2018，33（05）：1901－1904.

范延妮、田思胜. 语言国情学视角下的《伤寒论》文化负载词英译探析 ［J］. 中华中医药杂志，2014，29（05）：1333－1337.

傅延岭. 伤寒论研究大辞典 ［M］. 济南：山东科学技术出版社，1994.

谷峰. 概念隐喻认知视角下《伤寒论》中医隐喻术语的英译 ［J］. 中国中西医结合杂志，2018，38（03）：361－364.

谷峰. 概念隐喻认知视角下《伤寒论》中医隐喻术语的英译 ［J］. 中国中西医结合杂志，2018，38（03）：361－364.

贾春华. 中医学：一种基于隐喻认知的语言 ［J］. 亚太传统医药，2009，5（01）：11－12.

李照国. 伤寒论 ［M］. 上海：上海三联书店，2017.

林亭秀、孙燕.《伤寒论》的英译发展与思考 ［J］. 中医教育，2010，29（03）：29－31.

罗希文. 汉英对照：伤寒论 ［M］. 北京：新世界出版社，2007.

吕向阳. 实用通假字珍本字典 ［M］. 太原：山西人民出版社，2013.

孟庆云. 中医治法治则的科学内涵及发展 ［J］. 中医杂志，1992（10）：8－10.

南京中医药大学.伤寒论译释［M］.上海：上海科学技术出版，2010.

倪海厦.伤寒论（人纪版）［M］.北京：中国中医药出版社，2019.

倪素平、丁素红.现代汉语实用修辞学［M］.天津：南开大学出版社，2014.

钱超尘.《内经》语言研究［M］.北京：人民卫生出版社，1990.

盛洁、姚欣.功能翻译理论视域下的中医典籍英译本比较研究——以《伤寒论》译本为例［J］.时珍国医国药，2013，24（02）：464－467.

覃修桂、黄兴运."黑暗"的概念隐喻——基于语料的英汉对比研究［J］.西安外国语大学学报，2008，16（04）：9－13.

王希杰.汉语修辞学［M］.北京：商务印书馆，2004.

王渝、杜世洪.对话哲学视角下概念隐喻的还原分析［J］.当代外语研究，2022（05）：97－109.

吴彬才、杨柳，刘亚雄等.间者并行，甚者独行——《伤寒论》表里先后论治及其临床运用探微［J］.成都中医药大学学报，2016，39（03）：95－100.

熊曼琪.伤寒学第2版［M］.北京：中国中医药出版社，2007.

徐莉莉.论"假借"与"通假"［J］.天津师范大学学报（社会科学版），2002（05）：65－69.

杨乐、周春祥.基于两个《伤寒论》译本的中医英译方法探析［J］.时珍国医国药，2013，24（08）：2037－2039.

张晨晨、谭业升."中医西传"视域下《伤寒论》英译本的海外传播与接受研究［J］.解放军外国语学院学报，2021，44（04）：150－158.

张庆祥.中医基础理论［M］.济南：山东科学技术出版社，2020.

张琼.《伤寒论》顶真修辞及其英译浅析［J］.中医药导报，2017，23（18）：125－127.

张友堂、王涛.论方剂辨证论治方法体系之确立［J］.中国中医基础医学杂志，2006（06）：406－407.

张仲景. 伤寒论 [M]. 北京：人民卫生出版社，2002.

章曦.《金匮要略》方剂配伍规律简析 [J]. 江苏中医药，2008（04）：58 – 59.

赵体浩、刘世恩.《伤寒论》清浆水揭秘 [J]. 国医论坛，2008（06）：5 – 6.

周杰、李广钧、杨宝琴."内经"神病病名、病症名初探 [J]. 北京中医，1993（03）：40 – 42.

第五章
中医药典籍英译策略研究
——《难经》

# 第一节　研究现状

《黄帝八十一难经》简称《难经》，亦称《八十一难》。《难经》实际上是将《黄帝内经》中较为深奥的中医药理论、术语概念和临床用药等现象，归纳为八十一个问答式的问题，以进行释疑解难，方便中医药临床工作者、中医药爱好者等进行阅读。书中八十一难内容主要包括脉、经络、疾病、穴道、针灸等，该书首创了奇经八脉、泻南补北法、刺灸法等中医药概念和理论，为阐释中医药文化和临床实践知识作出了重要贡献。

一难至二十九难主要阐述了脉络方面的内容，包括脉诊时的脉象和经脉的流注始终、经络的长度、营卫度数、奇经八脉、十五络脉及其相关病证（周发祥、薛爱荣，2020）。该部分首次提出了中医学史上的"独取寸口"诊脉法，统一了纷繁复杂的三部九候中脉象诊法，确立了以手腕寸、关、尺为三部，每部浮、中、沉为九候的新"三部九候"诊脉法，奠定了后世脉诊法发展的基础。

三十难至四十七难主要讨论脏腑学说，主要包括脏腑的解剖形态、营卫周行和生理功能（周发祥、薛爱荣，2020）。同时利用当时医学家从解剖实践中得到的知识，描述了人体消化道由唇到肛门的"七冲门"理论，具体表现为：唇为飞门，齿为户门，会厌为吸门，胃为贲门，太仓下口为幽门，大肠小肠会为阑门，下极为魄门（石云，2021）。

四十八难到六十八难以疾病描述为主。强调以四诊八纲和五行生克关系为基础辨证论治。重点阐释了脏募穴、腧穴和五输穴的对应病症以及治疗方法，对于一些特定穴位及其与人体精气运行的联系也进行了较多的描述，以提醒医者重视人体特殊穴位，进行穴位适配治疗。

六十九难到八十一难主要发展和完善了多种配穴法、针灸法和相关的刺灸理论，包括补母泻子大法、泻南补北法、迎随补泻法、营卫补泻法、刺井泻荥法、四时补泻法等。此外，还介绍了这些方法的临床应用及其注意事项，强调人体需要未病先防，防微杜渐。这些治法和理论至今仍广泛应用在中医临床实践方面。

随着《难经》相关的针灸理论、奇经八脉概念等中医理论的原则和方法的不断发展与完善，《难经》的英译本也逐渐受到国内外读者的关注。下文将对其现有译本及其研究现状进行介绍，以帮助读者理解《难经》的翻译概况。

## 一、《难经》英译本

《难经》作为中医药四大典籍之一，与《黄帝内经》《伤寒杂病论》等的英译研究相比，其英译研究略显不足，起步也较晚。英译本研究最早可追溯至 20 世纪 90 年代末。根据全球最大的图书目录数据库 OCLC WorldCat 检索可得，目前保存较为完整的译本也仅有 4 本，一种为德译本，三种为英译本。

世界上最早翻译《难经》的学者是德国柏林大学著名医学与哲学教授、汉学家许宝德（Franz Hubotter），许宝德教授开创了西方研究中国医药典籍的先河。该德译文首次发布在当时的《中国医学》（*Chinese Medicine*）杂志，后鉴于其影响力，于 1929 年由德国出版社出版（牛喘月，2004）。

1986 年，《难经》（*Nan-Ching: The Classic of Difficult Issues*）

（以下简称"文译本"）第一部英译本正式问世，该译本由时任德国慕尼黑大学医学史研究所所长、翻译家、第十一届中华图书特殊贡献奖获得者文树德（Paul U. Unschuld）翻译，由美国加利福尼亚大学出版社出版。与《黄帝内经》第一个英译本相比，《难经》的第一个英译本晚了将近 40 年（赵俊卿，2008）。文树德翻译的《难经》主要分为两部分，第一部分主要介绍《难经》的历史意义、内容、发展等；第二部分为《难经》的原文、译文、注释和评论（赵俊卿，2008）。这样的译著结构为后世翻译和编排《难经》译著提供了参考。

1999 年，《难经》第二部英译本由美国著名翻译家、作家鲍勒·弗劳斯（Bob Flaws）翻译，并于同年由美国出版社出版。鲍勒·弗劳斯与文树德均是当时国外知名的中医翻译家。鲍勒·弗劳斯曾于 1982—1986 年在上海医学院接受过正式的中医药教育。回国后，他在《纽约时报》（*New York Times*）上发表了一篇论述中国针灸的文章，引起了国外大量学者的兴趣（杨帆，2020）。在不断地学习和积累下，鲍勒·弗劳斯翻译并成功出版了《难经》（*The Classic of Difficulties: a Translation of the Nanjing*）（以下简称"鲍译本"）。

2016 年，上海师范大学外国语学院院长、著名中医翻译家李照国完成了《难经》第三部英译本的翻译，其译本包含在《黄帝内经·灵枢 III》中，译本包含今译和英译，即先由刘希茹翻译成白话文，再由李照国教授翻译成为英文，方便读者理解。这也成为目前最新的《难经》译本（以下简称"李译本"），也是首部中国本土英译的《难经》，在中医药典籍英译史上具有划时代的意义，促进了中国中医药文化的海外传播与形象建构。

## 二、《难经》英译研究

本研究通过检索国内外大型期刊数据库，如 Pubmed，Web of science，Scopus，Springer，CNKI 等，发现目前国外关于《难经》英译的研究较少，主要集中在国内研究。国内关于《难经》英译研究主要集中在以下三方面：

一是关于《难经》通假字翻译策略的研究。中医药典籍历史悠久，多源自古代民间话语，因此包含大量的通假字现象，其研究对中医药典籍通假字翻译具有重要意义。如魏颖（2013）以鲍勒·弗劳斯的《难经》英译本 *The Classic of Difficulties: a Translation of the Nanjing* 中的通假字为研究对象，通过统计书中通假字数量和应用，分析相关的译例，得出鲍勒·弗劳斯的《难经》译本对应的原本中共有 20 个通假字。译者翻译处理方法主要有以下三种：准确分辨，直译本字；约定俗成，直译假字；未加分辨，产生误译。对此，研究者认为对于具有丰富内涵语境的中医古籍通假字，译者不仅需要从 "源语中保留部分信息或者功能，而且要接受译语词法、句法、语式等的限制"（杨承淑，2008）。

二是关于《难经》中术语的英译方法研究。如杨帆（2020）基于鲍译本和文译本，分析《难经》前二十难中医术语的英译。该研究指出中医术语英译尚未统一，鲍勒·弗劳斯和文树德多采用直译为主，加之外国译者对于古代汉语的把握和理解存在障碍，造成翻译中出现错误。这一定程度上阻碍了国外读者正确理解中医术语。不可否认的是，国外译者对于《难经》的翻译对中医药典籍的英译研究作出了较大的贡献。

三是关于《难经》中特定穴位或者命门的英译策略研究。吴海燕、岳峰（2011）发现现有关于"三焦"的翻译策略有直译、音译和意译三种。于是，研究者从阐释学理论出发，分析"三焦"的微观含义，认为三焦具有三种不同的含义：在脏象学说中，属六腑；在辩证学中，属于温病学辩证纲领；在推拿学中，属于推拿部位名称。因此，研究建议译者采用词素翻译结合音译的翻译策略，使该术语的翻译保留中医文化的特色同时具有一定的可读性。同时，苏新民（2012）对《难经》四十四难中的"七冲门"英译进行了研究，发现飞门（唇）、户门（齿）、吸门（会厌，呼吸之门）、贲门（胃）、幽门（太仓下口）、阑门（大肠小肠会）、魄门（下极）的翻译各不相同，目前尚未形成较为准确统一的翻译标准，不免存在部分翻译的文化内涵阐释不到位的问题。

上述关于《难经》英译本以及英译研究现状的总结表明，现有关于《难经》的英译本和英译策略研究成果较为丰硕，这为后续《难经》英译研究奠定了较为坚实的基础。现有研究主要集中在鲍勒·弗劳斯和文树德译本，翻译策略研究集中在针灸穴位方面，这显然与《难经》作为针灸学"医典"息息相关。但这也表明现有研究较少关注《难经》中的针灸理论、经脉、疾病等的英译策略。故本研究将在现有研究基础上，分析该书的文本特征，以期基于其文本特征，分类探讨疾病、针穴、脉络等的英译策略。

# 第二节　《难经》文本特征

《难经》源于《黄帝内经》，浓缩了《黄帝内经》的精华。书中采用一问一答的形式展示中医奇经八脉、五腧穴、三焦等名称和概念在中医临床上的应用，使文本主题更具思辨性。大量首创刺灸法、配穴法等也增加了语言的抽象性。

## 一、语言特征

### （一）抽象性

中医药典籍以古汉语为载体，其语言保留了大量古汉语特征，文字含义深奥。与现代汉语相比，语义更显抽象晦涩，较难理解。加之《难经》每一难都是《黄帝内经》临床应用内容的浓缩，语言更为简练抽象。

如《难经》二十难曰："经言脉有伏匿，伏匿于何藏而言伏匿邪？

然：谓阴阳更相乘，更相伏也。脉居阴部而反阳脉见者，为阳乘阴也，脉虽时沉涩而短，此谓阳中伏阴也。脉居阳部而反阴脉见者，为阴乘阳也，脉虽时浮滑而长，此谓阴中伏阳也。重阳者狂，重阴者癫，脱阳者见鬼，脱阴者目盲。"

《难经》二十难的核心内容是脉象阴阳。此"阴阳"与阴阳学说中的阴阳不同，这里的"阴"是指尺部，即沉涩而短的脉象；"阳"是指寸部，即浮滑而长的脉象。"更相乘"也并非我们白话文理解中的"更好、更上一层楼等之意"，而是指"阴脉见于阳部，阳脉见于阴脉，相互乘袭交错，相互制约又相互排斥；"更相伏"则指阳部的阳脉藏伏不见，阴部的阴脉藏伏不见，阴阳脉偶有互相隐伏。整段话实指脉位与相应的阴阳分属关系乖失，表明"目盲"与"见鬼"的证候与"癫狂"证候并不属于同一类。

再如《难经》二十四难曰："足厥阴气绝，则筋缩引卵与舌卷。厥阴者肝脉也，肝者筋之合也，筋者聚于阴器而络于舌本，故脉不营则筋缩急，筋缩急，即引卵与舌，故舌卷卵缩，此筋先死，庚日笃，辛日死。"

文中"筋缩引卵与舌卷"中的"卵"并非指女性的"卵巢、卵子"等，而是指男性的"睾丸"，意指"筋缩的同时连带睾丸回缩，并使舌体卷缩"（春秋、秦越人，2010）。此外，"庚日笃，辛日死"也并非传统意义上的"庚时、辛时"等时间，而是指"五行生克之说的金克木"（春秋、秦越人，2010）。

由此可见，《难经》中大部分言语晦涩难懂，抽象意义强。读者需要极为熟悉中医药传统文化知识才能准确把握其中字、词、句、段等的内涵。

## （二）辩证性

中医药辨证论治常常是指医者需要根据病人具体的体征、疾病微弱的变化等准确判断疾病的归属，保证正确用药，使每一种疾病都有合适剂量和药物组成的处方治疗。《难经》四十八难到六十八难以疾病描述为主，每一难的疾病都有详细的描述，帮助医者正确区分疾病之间的细微区别。部分疾病也阐释了对应的处方，以体现辨证论治，正确用药。

如《难经》五十难曰："病有虚邪，有实邪，有贼邪，有微邪，有正邪，何以别之？然：从后来者为虚邪，从前来者为实邪，从所不胜来者为贼邪，从所胜来者为微邪田，自病为正邪。何以言之？假令心病，中风得之为虚邪，伤暑得之为正邪，饮食劳倦得之为实邪，伤寒得之为微邪，中湿得之为贼邪。"

此处明显指的是"五邪"相干关系，具体表现为"从母传及子脏的邪气为虚邪，从子传及母脏的邪气为实邪，从克我之脏传来的邪气为贼邪，从我克之脏传来的邪气为微邪，非他脏所传，使本脏自病的邪气为正邪"（王超等，2022）。这样区分不同"邪"的理由是："假如心脏引发疾病，由于感受属肝的风邪而得的叫虚邪；由于感受属心本身之暑邪而得的叫正邪；由于感受属脾的饮食劳倦之邪而得的叫实邪；由于感受属肺的寒邪而得的叫微邪；由于感受属肾的湿邪而得的叫贼邪。"（王竹星，2010）医者在诊断时需要辩证看待就诊对象、疾病表征、病势等，进行准确的定诊和用药，保证药物疗效。

再如《难经》五十八难曰："伤寒有汗出而愈，下之而死者；有汗出而死，下之而愈者，何也？然：阳虚阴盛，汗出而愈，下之即死；阳盛阴虚，汗出而死，下之而愈。"

中医中治疗伤寒病的方法通常有发汗法和泻下法，但两者针对的阴阳强盛不同，需要根据病人体征确定用法，否则会造成病人死亡。对于阳虚阴盛的病人，需要用发汗法；对于阳盛阴虚的病人，需要用泻下法治愈其伤寒病。由此可见，辩证论治是中医药思想体系的核心，其语言也极大体现其辩证色彩。

## 二、内容特征

《难经》共八十一难，全书每一难结构清晰，分类思维展现得淋漓尽致。八十一难可以根据主体内容分为以下六部分：

一难至二十二难是关于脉方面的论述。如关于五脏脉的分类描述，第五难曰："如三菽之重，与皮毛相得者，肺部也。如六菽之重，与血脉相得者，心部也。如九菽之重，与肌肉相得者，脾部也。如十二菽之重，与筋平者，肝部也，按之至骨，举指来疾者，肾部也。”该难对五脏脉根据重量进行了分类，以辨明不同重量的脉象在人体的具体位置。

二十三难至二十九难是关于经络方面的论述。如《难经》二十五难曰：“一经者，手少阴与心主别脉也。心主与三焦为表里，俱有名而无形，故言经有十二。”这表明“手少阴和手心主各有所属经脉，把心、包、络列为一脏，以配属手厥阴经，与三焦相表里，俱有名而无形”（苏伟潮，2014）。

三十难至四十七难是关于脏腑方面的论述。如《难经》四十二难所述：“胆在肝之短叶间，重三两三铢；盛精汁三合。”意思就是说“胆囊位于肝右叶下方，通过胆囊管、肝总管与肝脏相连”（童瑶等，2000）。这证明了肝脏与胆囊有密切关系，为医者找准正确的解剖部位提供了参考依据。

四十八难到六十一难是关于疾病方面的详细描述。如五十九难详细描述了癫狂之症发作的情态，由浅入深，让人身临其境。“狂疾之始发，少卧而不饥，自高贤也，自辨智也，自倨贵也，妄笑好歌乐，妄行不休是也。癫疾始发，意不乐，僵仆直视，其脉三部阴阳俱盛是也。”

六十二难到六十八难是关于穴道的论述，如五输穴、中脘穴、关元穴、原穴等特定穴。如关于原穴的描述。尽管《黄帝内经·灵枢》提到了原穴：“十二原者，主治五脏六腑之有疾者也。”但并未阐释原穴的治病机理和临床应用。因此《难经》六十六难对原穴的含义、病理、临床应用等进行了详尽的描述：“齐下肾间动气者，人之生命也，十二经之根本也，故名原。三焦者。原气之别使也，主通行三气，经历于五脏六腑。原者，三焦之尊号也，故所止辄为原。五脏六腑之有病者。皆取其原也。”这明确和完善了原穴的临床应用机理，为其临床上的广泛应用奠定坚实的理论基础。

最后部分则是关于针灸法的论述，内容详尽描述了关于补泻配穴法和针刺法的理论与临床应用。如七十八难所述："知为针者，信其左；不知为针者，信其右。当刺之时，必先以左手厌按所针荥俞之处，弹而努之，爪而下之，其气之来如动脉之状，顺针而刺之。"这表明左手配合按压、弹、爪针刺部位，有利于引导气流，疏通候气（金亚蓓，2006）。这奠定了现代针灸手法基础，为我国针灸学作出了重大贡献。

# 第三节 《难经》英译策略

上述《难经》的语言和内容特征表明，《难经》语言哲学文化色彩浓厚，极具辩证性和抽象性，这为该书分类描述脉象、经络、疾病、穴道等内容打下了较好的语言基础。同时内容上的分类论述也为《难经》的翻译做专题研究提供切实可行的思路。下文将基于上述语言特征和内容特征，对八十一难中涉及的内容开展关于脉络、脏腑中的七冲门、针灸法中的特定穴道、疾病等方面的翻译专题研究，分类探讨《难经》现有译本的翻译规律。

## 一、音意结合法

《难经》中详细描述了十二经脉、十五络脉、奇经八脉的概念、特征和临床应用，完善了中医十二皮部理论。二十三难中对十二经脉的大小、长度、位置等进行了定义："手三阳之脉，从手至头，长五尺，五六合三丈。手三阴之脉，从手至胸中，长三尺五寸，三六一丈八尺，五六三尺，合二丈一尺中。足三阳之脉，从足至头，长八尺，六八四丈八尺……凡脉长一十六丈二尺，此所谓十二经脉长短之数也。"这定义了十二经脉的位置、构造和作用："以四肢为根、头身为结的向心性循行路径，表明四肢部腧穴对头身的远隔效应规律及其联系。"（赵京生，2013）

二十七难中描述了奇经八脉："脉有奇经八脉者，不拘于十二经，何也？然：有阳维，有阴维，有阳跷，有阴跷，有冲，有督，有任，有带之脉，凡此八脉者，皆不拘于经，故曰奇经八脉也。"这阐明了奇经八脉是指冲、任、督、带、阴维、阳维、阳跷、阴跷八条没有对偶关系的经脉，是与十二经功能相异的一类经脉。

通过上述原文语言的分析，可以知道手三阳、手三阴、足三阳、冲、任、督、带、阴维、阳维、阳跷、阴跷等脉和经络类词汇含义与传统意义上的文言文或白话文含义不同，属于中华民族中医药文化中特有的词汇，凝练抽象，意义晦涩难懂，适合采用音意结合的方法进行翻译，使其在保留中医药文化色彩的同时具有最大限度的可读性。

如三难中关于寸脉的描述："关之前者，阳之动也，脉当见九分而浮，过者，法曰太过；减者，法曰不及。遂上鱼为溢，为外关内格，此阴乘之脉也。"

李照国（2008）将其翻译为："［The pulse］anterior to the Guan［region］is the pulsation of the Yang［Channels］. The pulse［in this region］is nine Fen［in length］and is floating. ［If it is］longer［than such a length, it is］called Taiguo（excessively long）；［if it is］shorter［than such a length, it is］called Buji（not long enough）. ［If the pulse] extends to the thenar eminence, [it is called] overflowing [pulse caused by Yangqi that is] closed externally and [Yinqi that is] rejected internally. This is the pulse [marked by] Yin subjugating [Yang]."

通过上述翻译可以知道,李照国将"关""阳""太过""不及"等中医脉络特有的描述语言采用了音译和意译结合的方法。如把"关"译成"Guan region",将其本义"关节所在部位"译出来。把"阳"译成"Yang Channels",意指阳气运行的通道,多指阳跷脉、阳维脉等气道。人体发生病变,寸脉长度会发生变化。结合语境可知,"太过"就是脉象长度长于正常寸脉长度,"不及"就是指脉象长度短于正常寸脉长度。译者结合意思,采用音译和意译结合的方法,将上述两个词汇分别译为:"Taiguo ( excessively long)","Buji ( not long enough)",既保留了中医文化色彩,括号内的意译又帮助了读者理解原词内涵,一举两得。与此同时,脉学术语"外关内格"是指"阳气关闭于外,阴气格拒于内",译者保留了五行术语的拼音,将其余本意意译出来"[it is called] over-flowing [pulse caused by Yangqi that is] closed externally and [Yinqi that is] rejected internally"。这样的翻译不仅保留了中医阴阳五行学说的思想,同时把本义翻译出来,避免了读者对原文和译文内涵的误解。

## 二、直译法

先秦两汉时期是通假字使用的高峰期。据目前主流的学术观点:《难经》成书于西汉末年至东汉初年间。因此,《难经》中也存在较多的通假字,是造成该书语言抽象的原因之一。《难经》通假字共有 21 个,包括:荣、王、兑、禀、齐、支、鬲、濡、内、溺、飞、太、阑、贲、魄、壅、辨、俞、募、无、见。上述通假字主要集中在人体脏腑，如"七冲门"。

"七冲门"首见于《难经》四十四难："唇为飞门，齿为户门，会厌为吸门，胃为贲门，太仓下口为幽门，大肠小肠会为阑门，下极为魄门，故曰七冲门也。"释义为："口唇称为飞门，牙齿称为户门，会厌称为吸门，胃的上口称为贲门，胃的下口称为幽门，小肠与大肠的接合处称为阑门，在胃肠道的最下端终极处是魄门，这七个门户是消化道中最重要的部位，故称为七冲门。"（苏颖，李霞，2016）该理论是《难经》首创的最伟大的学术成就之一，是人体消化系统最重要的七个解剖部位，其理论沿用至今，为历代医家所推崇。

通过上述原文对"七冲门"的描述，可以知道，"飞"通"扉"；"太"通"大"；"贲"通"奔"；"阑"通"栏"；"魄"通"粕"。显然，这些关于人体脏腑部位的通假字形态抽象、意义较为晦涩，为中医所特有，西医找不到对应的词汇。为了实现原文与译文形态神似，中医药文化内涵传递正确的目的，目前直译法是译者采用最多的脏腑类通假字翻译方法（苏新民，2012）。如弗劳斯（Flaws，1999）将"唇为飞门"直译为"the lips are the flying gate"；"胃为贲门"直译为"the stomach is the hastening gate"；"大肠小肠会为阑门"直译为"the meeting of the large intestine and small intestine is the balustrade gate"。显然，上述通假字的翻译指称出了具体的解剖部位。此外，在读者角度，无论是书面交流或者口头交流，使用这些翻译都极为方便，朗朗上口又意义明朗。

## 三、音直结合法

特定穴是《难经》针灸法中最重要的组成内容，也是现代针灸学的核心。如五输穴是人体常用要穴，也是中医针灸学上的特定穴。《难经》六十八难阐释了五输穴的含义和主治作用："经言所出为井，所流为荥，所注为俞，所行为经，所入为合。井主心下满，荥主身热，俞主体重节痛，经主喘咳寒热，合主逆气而泄。此五脏六腑井、荥、俞、经、合所主病也。"意为"经气发源的地方为井穴，流动旺盛的地方为荥穴，流注之处称俞穴，直达之处为经穴，向内逐渐深入之处为合穴。井穴主治心胸部以下胀满疾病，荥穴主治热性疾病，输穴主治身体困重、骨节疼痛的疾病，经穴主治气喘、咳嗽、恶寒、发热的疾病，合穴主治气机厥逆、二便泄利的疾病。这就是五脏六腑十二经脉井、荥、输、经、合穴所主治的疾病。"（苏颖、李霞，2016）

由此可见，特定穴中，如五输穴含义中"井、荥、俞、经、合"等概念和名称非常抽象，翻译时不仅需要考虑其作为医药科技英语的身份，也需要考虑读者的可读性与易读性。李照国（2008）直接采用了音译和直译相结合的方法，化抽象为具体，把"井、荥、俞、经、合"分别译为："Jing-Well，Ying-Spring，Shu-Stream，Jing-River，He-Sea"。这样翻译较好地保留了其中的中医文化，又把原文中的经气流过如河流般的意象表达出来，便于读者想象，加深理解。

对于五输穴的主治作用，如"合主逆气而泄"。合主即合穴，合穴属水，与肾对应。人体肾部的阴阳与整体的阴阳息息相关。若肾脏受邪，则整体的气机升降失常而出现逆乱。肾司二便，若肾的固摄与气化作用失常，会出现泄利之证。因此，针刺其合穴，可使肾中阴阳平衡，恢复固摄与气化作用。李照国（2008）将"逆气而泄"译为"adverse flow of Qi and diarrhea"。译者采用现在通行的翻译方法音译"Qi"，其余直译，使原文与译文形神兼具，更具独特的文化色彩与译者风格。

## 四、借用法

疾病描述是《难经》中最为重要的内容之一，处处体现着中医药辨证论治的思想。因此，这部分语言也具有极大的辨证性。现有《难经》三个英译本中，对于疾病描述，采用较为普遍的方法是借用法，即参考西方医学术语，翻译中医中的疾病术语。

如五十六难关于肝积之病的描述："肝之积名曰肥气，在左胁下，如覆杯，有头足。久不愈，令人发咳逆，（痎）疟，连岁不已。以季夏戊己日得之。何以言之？肺病传肝，肝当传脾，脾季夏适王，王者不受邪，肝复欲还肺，肺不肯受，故留结为积。故知肥气以季夏戊己日得之。"这句话描述了肝积之病的证候，表明肝积病的病因需要结合时令以及患者的病机、病势等辨证诊治，不可一概而论。翻译时也需要辩证性地借助西方医学术语帮助翻译，使海外读者更容易接受和理解书中的疾病内涵。

对于上述肝积之病，文树德（1986）将其译为：Accumulations in the liver are called 'fat influences.' They are located below the ribs on the left side and resemble a cup turned upside down. They have head and foot, and they last a long time without healing. They let the [afflicted] person develop a cough [with influences] moving contrary to their proper direction, and they [cause] *chieh* and *yao* [fevers]. Even after a year, [such accumulations] do not yet come to an end. [Such illnesses] are contracted in late summer on a *wu-chi* day. Why do I say so? When the lung is ill, it will transmit [evil influences] to the liver, and the liver should transmit them to the spleen. In the last month of summer, however, the spleen acts as king. A king does not accept evil. . .

首先我们需要理解原文的内涵，才能更好分析文树德先生的译文。原文意为："肝的积病，称肥气，在左胁之下，有突出的肿块，像一个倒扣的杯子，边界很明显。若日久不愈，患者继而还会出现咳嗽气逆、疟疾，疾病经年累月，难以痊愈。该病常发生在长夏季节的戊己日。这是什么原因呢？因为肺脏的病邪传到肝脏，肝脏的病邪应当传到脾脏，脾脏恰巧在长夏季节的戊己日是精气最旺盛的时候，是不会接受从肝脏传来的病邪，因此病邪就滞留在肝而成为肝的积病。所以，肥气发生在长夏的戊己土日。"（苏颖、李霞，2016）

显然，通过对比原文意思和译文画线处，可以发现，译者将"肝""积""肥气""左胁""（痎）疟""脾""肺""邪""王"翻译成了西方英语中常见的"liver""accumulations""fat influences""ribs on the left side""spleen""lung""evil influences""king"。译者借用了西方英语词语来翻译中医中的术语，实现了部分意义上的对应。然而，通过对比"王—king"的翻译可以知道，这种借用并不完全能正确传递原文意义，甚至会出现误译的现象。此处的"王"是指脾脏精气旺盛之时，同"旺"，所以直接译为"king"忽略了词汇所在的中医语境。

值得注意的是，鲍勒·弗劳斯对上述画线处的翻译也同样采用了借用法，译文与文树德先生的相同。然而，其他译者虽然也采用了借用法翻译此类关于疾病的描述，但其借用法中又蕴含了音译法和意译法，使译文意义正确的同时，又保留了原文的中医文化色彩。如上文中的"脾季夏适王，王者不受邪"。李照国（2008）将其译为："In the late summer the spleen is vigorous and will not be affected by Xie（Evil）［transmitted from the liver］."译文"肝""脾"术语借用了西医英语的"spleen"和"liver"；"王"译出了本意"vigorous"；"邪"音译为"Xie"，同时借以西医英语中的"Evil"加以解释，传神达意，保证译文读者和原文读者能享有同样的中医文化享受。

《难经》语言辩证抽象，内容层级分明。译者可以参考现有英译本主流的翻译策略，对于不同层级的内容采用合适的英译策略。如关于脉和经络类的词汇可以采用音意结合的方法；关于脏腑方面的术语采用直译法；对于针灸中一些特定穴位的翻译采用音直结合的翻译方法；对于辩证性极强的疾病证候描述可适当采用借用法。如此，方能翻译出具有正确文化内涵、传神达意的译文。

# 参考文献

Flaws B., *The Classic of Difficulties: a Translation of the Nan Jing* ［M］. Boulder: Blue Poppy Press, 1999.

春秋，秦越人. 难经［M］. 北京：科学技术文献出版社，2010.

金亚蓓.《难经》针灸学术精要及分析 [J]. 中国针灸, 2006 (02): 151 – 153.

李照国. 难经 [M]. 西安: 世界图书出版公司, 2008.

牛喘月. 从西方第一次"针灸热"看语言与翻译问题对中医西传的影响 [J]. 中西医结合学报, 2004 (01): 78 – 80.

石云. 难经通俗解 [M]. 上海: 上海科学技术出版社, 2021.

苏伟潮.《难经》对经络学的贡献 [J]. 中医研究, 2014, 27 (03): 60 – 62.

苏新民. 七冲门的英译问题 [J]. 江苏中医药, 2012, 44 (06): 67 – 68.

苏颖、李霞. 难经译释 [M]. 上海: 上海科学技术出版社, 2016.

童瑶、李其忠、陈慧娟等. 中医脏腑解剖学属性探讨 [J]. 北京中医药大学学报, 2000 (06) 4 – 6.

王超、吴琼、宋文鑫等.《难经》"五邪相干"理论溯源 [J]. 环球中医药, 2022, 15 (10): 1598 – 1603.

王竹星. 难经白话精解 中华医学经典 [M]. 天津: 天津科学技术出版社, 2010.

魏颖. 浅析通假字在中医术语英译中的处理——以 Bob Flaws 的《难经》译本为例 [J]. 中国科技术语, 2013, 15 (04): 26 – 29 + 34.

吴海燕、岳峰. 中医术语"三焦"英译探析 [J]. 中国科技术语, 2011, 13 (06): 21 – 24.

杨承淑. 翻译中的文化语境: 剖析及对应 [J]. 中国翻译, 2008 (02): 51 – 56 + 96.

杨帆.《难经》前二十难中医术语英译分析 [J]. 西部中医药, 2020, 33 (11): 165 – 168.

赵京生. 针灸理论解读——基点与视角 [M]. 北京: 中国中医药出版社, 2013.

赵俊卿.《难经》首部英译本述评［J］.中医研究，2008（05）：61－63.

周发祥、薛爱荣.《难经》白话解［M］.郑州：河南科学技术出版社，2020.

第六章
中医药典籍英译策略研究
——《神农本草经》

# 第一节   研究现状

《神农本草经》，简称《本经》，是我国现存第一部本草专著（钟赣生、李少华，2006）。《隋书经籍志》曾记载："梁有《神农本草经》五卷。"这表明《神农本草经》最早出现在梁代阮孝绪《七录》一书中。根据书中记载的内容判断，《神农本草经》并非由一人撰写，而是战国到东汉时期的数代医学家收集、整理成的药物学成果。书中分类阐述了365种药物，系统创造了升降浮沉、四气五味、君臣佐使等药物研究方法，总结了药物的单行、相须、相使、相畏、相恶、相杀、相反的配伍原则，奠定了后世药物学发展的基本框架，是现代中医药理论体系的重要组成部分。下文将简要介绍其主要内容及其现有的英译研究情况，以为后期英译策略研究提供背景知识。

## 一、《神农本草经》内容简介

《神农本草经》的内容可以分为药物分类、药物配伍原则、药理学原理三方面。首先在药物分类方面，可以依据药物的药效以及毒性大小将书中的药物分为上品药、中品药和下品药（李柏霖等，2021）。上品药以养气养命为主要功效，不包含毒性，可以久服，达到"轻身益气不老延年"的目的。常见的上品药有："菖蒲、菊花、人参、天门冬、甘草、干地黄、菟丝子、防葵、茺蔚子、女萎（玉竹）、车前子"等，可多服久服。中品药以养人为主，补虚祛邪，部分中品药有毒，部分中品药无毒。常见的中品药有："白薇、薇衔、翘根、水萍（浮萍）、王瓜、地榆、海藻、牡丹（牡丹皮）、积雪草"等。有毒部分不建议长期服用，需斟酌用药，以免产生积病。下品药大部分都包含毒性，以治病为主，驱除寒热、破除人体积聚的顽疾。常见的下品药有：附子、鸢尾、大黄、半夏、桔梗、虎掌（天南星）、莨菪子等，有毒不可久服，需根据临床症状，处方用药。

在药物配伍原则方面，"七情"始于《神农本草经》，也是现代药物配伍原则的核心（顾观光，1956）。《神农本草经》卷一记载："药有阴阳配合，子母兄弟，根茎华实，草石骨肉。有单行者，有相须者，有相使者，有相畏者，有相恶者，有相反者，有相杀者。凡此七情，合和视之，当用相须、相使者良，勿用相恶、相反者。若有毒宜制，可用相畏、相杀者。不尔，勿合用也。"这明确表示不同的药物组成会产生不同的疗效，可分为单行、相须、相使、相畏、相恶、相杀、相反七种。其中的相生相克、相辅相成规律，成为后世中医药临床应用的重要实践原则。

在药理学方面，尽管《神农本草经》并未明确提出药学理论，但其集药物之大成，为后世药理研究奠定了重要基础。书中明确表述："药有酸咸甘苦辛五味，又有寒热温凉四气及有毒无毒"，细致描述了药物的气味属性，提醒人们重视药物的四气五味。经过相关资料统计，《神农本草经》一书中记载的"寒性药125种，平性药123种，温性药有95种，热性药1种；苦味药有128种，辛味药98种，甘味药79种，咸味药35种，酸味药有15种"（钟赣生，李少华，2006）。同时，书中对具体药物的记载促进了现代药理学的重大发现。如根据《神农本草经》对大黄功效的描述，后世医者通过临床实验发现大黄有抗肿瘤、抗纤维化、抗炎的作用，同时能保护人体心、脑、血管等器官组织，现已广泛应用于临床用药（王亦君等，2018）。

## 二、《神农本草经》英译本

尽管《神农本草经》为我国药物学的发展作出了重要贡献，但现有关于《神农本草经》的英译本较少。与《黄帝内经》《伤寒论》等中医药典籍相比，《神农本草经》英译本只有两本：法国汉学家安德烈译注、中国画家刘景曾绘图的《全图〈神农本草经〉英法译注》和中国著名中医翻译家李照国翻译《神农本草经 汉英对照 I，II，III》。两本译著的具体信息如下表1所示。

表1 《神农本草经》英译本[①]

| 译本 | 作者 | 译者国籍 | 出版社 | 出版时间 |
|---|---|---|---|---|
| *French-Le Classique de la matière médicale du Laboureur céleste*<br>*English-Divine Farmer's Classic of Materia Medica* | André Dubreuil（译）刘景曾（绘） | 法国 | 北京：外文出版社 | 2015 年 |
| *Agriculture God's Canon of Materia Medica* | 刘希茹（今译）李照国（英译） | 中国 | 上海：上海三联书店 | 2017 年 |

## 三、《神农本草经》英译研究

现有《神农本草经》英译本数量稀少，其英译研究也较为缺

---

① 《神农本草经》英译本数量统计时间截止至 2022 年 12 月 4 日。

乏。本研究首先利用"《神农本草经》"或"《本经》"与"英译"或"翻译"为关键词在中国知网（CNKI）总库中进行检索。检索结果表明，现有关于《神农本草经》的英译研究文献数量仅有一篇，主题集中在认知翻译学视角下的《神农本草经》英译策略研究（赵丽梅、汪剑，2022）。该研究围绕语言认知机制研究《神农本草经》，首先，通过讨论中医词语翻译六原则，即"简洁性、同一性、自然性、民族性、规定性、回译性"原则在书名、文化词、药名和动词化术语英译里的具体运用；其次，基于汉英句式差异的分析探讨汉语句子的英译四策略，即主语的多重补充、不定式的使用、否定的逆向转换、实词或虚词的必要补偿在《神农本草经》主要句型汉英转换中的实践操作，以期为认知翻译学多学科运用和中药学英译提供新的研究视角与方法。

上述研究表明，《神农本草经》为现代药理学的发展作出了重要贡献，是中医药理论体系和临床应用的重要组成部分。然而现有关于《神农本草经》英译本和英译研究较少，已有研究更多关注该书的认知翻译机制。为了更好地促进《神农本草经》的国际传播，下文将在《神农本草经》语言特征的基础上，探讨其现有英译本的翻译策略。

# 第二节 《神农本草经》文本特征

## 一、言辞简练，信息丰富

《神农本草经》的每一章都是对"药"的名称、功效、主治病症的阐述，字数为 30—50 个，字词凝练，意义丰富，信息密度高。如书中关于"蜜蜡"的描述仅 25 个字："味甘，微温。主下利脓血，补中，续绝伤，金疮，益气，不饥，耐老。"翻译为现代白话文意指："蜜蜡味道甘甜，药性温和。主治痢疾脓血，滋润内脏，治跌打、骨折、金属类痈疮，补精益气，减少人体饥饿感，实现延年益寿。此物多生长在山谷。"与原文相比，语内翻译的译文意思更通俗易懂，但也更为繁琐。按照信息密度的统计公式：信息密度 ＝ 原文词的语义单位（实词）数/译文词的语义单位（实词）数（李永安等，2017）。故现代白话文的信息密度为：25/53 ＝ 47.17%。这表明单个词汇意义上，原文蕴含的信息更多，对读者的认知能力挑战也更大。再如关于药物具有"减少人体饥饿感""补精益气"的功效描述，书中都是直接表达为"不饥""益气"或"补精"，以此达到简练言辞，丰富信息的目的。

## 二、隐喻修辞，色彩浓郁

"中医语言是一种基于隐喻认知的语言，中医逻辑是一种旨在发现而不是证明的逻辑。"（贾春华，2009；2014）。因此，隐喻语言于《神农本草经》中随处可见。如在书中关于"牛黄、蓝实、石胆、赤箭、蒲黄、丹砂"等的记载中都出现了词语"鬼""神""仙"，这些主观想象之物作为一种隐喻对象，反映了当时人类对于人体疾病、大自然影响等的整体认知。

此外，在《神农本草经》中，"鬼""神""仙"等中华文化中特有的超自然力量也被赋予了心理学上的文化内涵。如"鬼"多指人们生活中遇到的恐怖或邪恶的事情或事物时，会感受到周围阴风阵阵，让人毛骨悚然，担惊受怕。所以"鬼"一般隐喻为致病源,"神""仙"则隐喻人体的精神气魄、生命力等。三者均属于人体的情志病因,可在西方文化中找到相似的联想。

《神农本草经》中的隐喻类型总体可以分为两类:方位隐喻和结构隐喻。"方位隐喻通常是指参考空间方位形成的一类概念现象。"(George et al.,2003)如用"上或下、前或后、左或右"等抽象跨域投射到与人体相关的情绪、地位、器官组织等方面的概念。中医方位隐喻来源于人们对大自然的认识、人类活动与自然活动的相互交织,是中医隐喻语言的基础,其常常与疾病的"表征""里证"有关(贾春华,2014)。如书中关于"石胆"主治病症的描述:"主明目,目痛,金创,诸痫(xián)痓,女子阴蚀痛,石淋,寒热,崩中下血,诸邪毒气,令人有子。"该句用"崩中"隐喻"阴道出血"。其中,"中"喻指"阴道",常常指女性在非月经期间出现的阴道流血现象。再如书中关于"龙骨"主治疾病的描述:"女子漏下,症瘕坚结,小儿热气惊痫。齿主,小儿大人惊痫瘨①疾狂走,心下结气,不能喘息,诸痓,杀精物。"此处的"漏下"与上述的"崩中"同意,均喻指"阴道出血","下"喻指"血往下流之态";"心下"喻指人体的"胃脘部"。因此,"心下结气"通常指西医学术语"胃部胀气"。

"结构隐喻是通过一个结构清晰、界定分明的概念去构建另一个结构模糊、界定含混或完全缺乏内部结构的概念。"(George et al.,2003;贾春华,2014)如用"鬼、神、仙"等界定变化的天气、情感等较为模糊的致病因素;用"君、臣、佐、使"的地位界定药物中不同成分或功效的主次作用。如《神农本草经》中关于

---

① 瘨,通"癫",癫痫之意。

"赤箭"的阐述："主杀鬼精物，蛊毒恶气。久服益气力，长阴，肥健，轻身，增年。一名离母，一名鬼督邮。生川谷。"句中"鬼精物"隐喻"邪恶之气"，如瘴气、毒气等可使人体致病的恶气。再如《神农本草经》中关于君臣佐使的阐述："上药一百二十种为君，主养命；中药一百二十种为臣，主养性；下药一百二十种为佐使主治病；用药须合君臣佐使。"句中把主治病症的上品药隐喻为药物处方中的核心——君主，起着治疗疾病的主要作用；中品药辅助上品药，为臣子；下品药辅助中品药并抑制中品药对人体的毒性，为佐使。书中这些隐喻修辞的使用令读者对处方中的药物角色和疗效一目了然。

## 三、民族特色，独一无二

《神农本草经》的药物是中华民族百姓几千年医学实践经验的总结，是中华民族药理学百科知识的见证，反映了中华民族独有的医学智慧。书中许多药物知识为中华民族医学文化所独有，在其他民族文化中无法找到对应词语。如"木香""禹余粮"①。"木香"是一种菊科植物，是医家在整理《神农本草经》时，依据该药物散发的气味所命名的。该药物放置在密闭药柜中，会散发出一种独特的沉木香气。据考究，由于对生长地形和气候条件要求严苛，目前该药物集中生长在永昌县②（李照国，2017）。其功效为"主邪气，辟毒疫，温鬼，强志，主淋露。久服，不梦寤魇寐"。"禹余粮"实际上是根据民间传说命名。据晋朝张华撰写的《博物志》所载：

---

① "禹余粮"又称"太一余粮"或"太乙余粮"，是一味矿物质本草。
② 永昌县，今甘肃金昌市北部，地处河西走廊和祁连山北麓。

"世传昔禹治水，弃其所余食于江中而为药也"，"禹余粮"因此得名。大禹治水属于中华民族特有的民间故事，"禹余粮"自然也是中华民族特有的药物称呼。

类似上述来自中华民族民间传说，只生长在中国的药物，《神农本草经》中还有"巴戟天""独活""奄闾子"等药名和功效说明，均属于具备强烈的中华民族文化特色的文化负载词。

## 四、动态变化，交际为主

"《神农本草经》在描述每一种药物的药效和药源方面，都统一使用了动词对此过程进行描述，这体现了原文作者群体注重事物的运动变化过程。"（赵丽梅、汪剑，2022）由此，书中产生了大量独具中医文化特点的动词术语。如书中关于"兰草"药效和生长地的描述："主利水道，杀蛊毒，辟不祥。生池泽。"句中"主利、杀、辟"都是动词，即兰草能促进人体水循环，利尿，驱除人体虫害，消灭不祥之气。"生池泽"指生长在长年有水的池塘或沼泽地中。用一系列动词描述兰草药效在人体内的运动过程，能让读者直观感受药效，实现对患者的心理抚慰。

再如书中关于"地肤子"药效和药源的描写："主膀胱热，利小便，补中益精气。生平泽及田野。""主"即动词"主治"；"利"即动词"畅通、促进"；"补"即动词"增强"，喻指增强人体内脏的营养与精气；"生"即动词"生长或长于"。这进一步表明，在中医世界里，一切事物都不是静止不变的，而是不断运动、不断发展与不断变化的过程，即永远处于一个"变动不居"的过程（李今雍，2004）。人体的病机、病因、病势的发展更是一个动态过程。在医患交流过程中，动词化的描述能帮助患者直观地感受药物的功效，更好地了解药理学上的一些专业词汇，增加疾病治疗的信心，促进医患交际目的的顺利实现。

# 第三节 《神农本草经》英译策略

上述研究表明，《神农本草经》描述药物的性状、药效、药源的语言简洁，词汇负载信息高。这增加了读者的阅读理解难度。由于受时代教育的影响，作者在书中使用了大量具备中华民族文化特色的隐喻修辞，动词化描述药物的主治症状和生产环境，为读者提供想象意境，为患者提供一定程度的心理安慰，促进医患交际的顺利实现。下文将在该书语言特征的基础上探索现有《神农本草经》英译本的英译策略，以为后续该典籍的翻译提供一定程度的参考。

## 一、意译法

上述研究表明《神农本草经》言辞简练，信息丰富。这表明译者翻译时需要充分理解原文含义，进行语内翻译，将其翻译成为白话文，充分把握原文意思，以防止语际翻译时遗漏原文信息。意译重在传递原文内容，将信息的准确传递放在第一位。因此，现有译本针对书中信息凝练的文言文语词，通常采用意译法。具体表现为在保持原文内容的前提下力求使译文单词信息密度减少，言语更可读和易读。

如《神农本草经》中关于"白兔藿"的描述只有 22 个字："味苦，平。主蛇虺，蜂虿，猘狗，菜肉蛊毒注。一名白葛。生山谷。"语言晦涩，难以理解。李照国等译者（2017）依照对药物的考据："《吴普》曰：'白兔藿，一名白葛谷。'《名医》曰：'生交州。'《唐本》注云：'此草荆襄山谷大有，俗谓之白葛。'"将其先翻译成为现代白话文："白兔藿味苦，性平①。主治因蛇、蜥蜴、蜜蜂、蝎子、疯狗咬伤所致之症，以及蔬菜、肉类、虫毒和怪异之邪所致之病。又称为白葛。该物生长在山谷之中。"通过原文和语内翻译后的白话文对比可知，白话文意思更加清晰，符合现代读者的阅读习惯。据此，译者根据白话文意思，采用了意译法并添加了阅读笔记，帮助读者理解：

［Taituhuo（白兔藿，white oak，Oak Albo），］bitter in taste and mild［in property］,［is mainly used］to treat［injury caused by］bite of snake, lizard, bee, scorpion and insane dog［as well as diseases caused by］vegetables, meat, worm toxin and tuberculosis.［It is also］called Baige（白葛）, growing in mountains and valleys.

Notes：Taituhuo（白兔藿，white oak，Oak Albo）is a herbal medicinal, bitter in taste, mild and non-toxic in property, effective in resolving toxin and eliminating blood stasis. Clinically it is used to treat diseases caused by various toxins and injury caused by bite of various animals and insects.

通过对比上述原文和译文，可以发现译者把信息传递放在了第

---

① 药物性"平"实际上是指药物药性温和，无较大的刺激作用或者副作用。

一位，单个词汇密度与原文相比更低。如"蛇虺，蜂虿，猘狗"译为："bite of snake，lizard，bee，scorpion and insane dog"，降低了原文繁复字词的认知，使病人被"蛇、蜥蜴、蜜蜂、蝎子、疯狗"咬伤的意义更容易理解。同时，"Notes"可以看作是译者对"白兔藿"药物的临床应用知识的有效补充，有效帮助读者理解该药物的临床药效。

## 二、借用法

上述研究表明《神农本草经》使用了大量的隐喻修辞，如"鬼""心中""崩中""漏下"等，使文本语言显得极其抽象，对读者的语言认知活动造成了较大的挑战。中医翻译的"同一性"和"自然性"原则（李照国，2019）认为，中医翻译时，译者在一些基本的词语翻译方面能够保持一致，自然就比较容易保持译语术语的统一化，为整个文本术语的标准化和规范化奠定基础。为此，面对中医药文化中特有的隐喻话语，译者应该从"自然性"原则出发，尽量借用英语语言中比较自然对应的词语，而不是人工臆造的词语。如将"鬼"译为"ghost"；"神或仙"译为"immortals"；"水谷"译为"food"；方位隐喻词"漏下"或"崩中"译为"hemorrhage"或者"dripping bleeding from vagina"（李照国，2017）。

再如结构隐喻词"云母"源自《淮南子·坠形训》："磁石上飞，云母来水。"后宋代苏轼于《濠州七绝·彭祖庙》中也有所记载："空餐云母连山尽，不见蟠桃著子时。"古时候民间也称之为"云珠、云华、云英、云液、云沙、磷石"。无论哪一种称呼，隐喻本质都是指硅酸盐类矿物的片状晶体，即主含铝钾的硅酸盐物质。

因此，安德烈等人（André D. et al.，2015）借用了硅酸盐类化合物的化学式（如 $KAl_2$、$AlSi_3O_{10}$）。此外，对于"滑石""空青""曾青"等，安德烈等人也将其分别译为化学式 $Mg_3$（$Si_4O_{10}$）、$Cu_2$（$CO_3$）、$Cu_3$（$CO_3$）$_2$。尽管这种借用性翻译方便了国外读者阅读，但同时也会对没有化学知识背景的读者造成理解障碍。

## 三、音译法

上述研究表明，《神农本草经》中具备许多中华民族文化中特有的词汇，这些词汇在其他国家和民族中无法找到对应的译语。根据中医翻译的"民族性"原则（李照国，2019），可直接保持原文中医药文化，采用音译的方法，把一些药名用法植入英语中，传播途中始终保持中华民族文化烙印。对此类词汇，现有《神农本草经》两个英译本都保留了音译方法，或者部分译者会选择在音译的基础上添加注释，帮助缺乏汉语拼音背景的读者理解该类药物的药效和药源。

如关于"禹余粮"的阐述："味甘，寒。主咳逆寒热，烦满①。下赤白，血闭，症瘕，大热。炼饵服之，不饥，轻身延年。生池泽及山岛中。"李照国（2017）和安德烈等人（André D. et al.，2015）对该中药名都采用了音译法，译为"Yuyuliang"。与此同时，李照国（2017）为了帮助读者理解，还添加了"禹余粮"药物的考据和临床应用描述：

Textual Research：[In the book entitled] Ming Yi Bie Lu

---

① 《御览》一书中记载有"痢"字。

(《名医别录》, Special Record of Great Doctors）, ［it］says［that Yuyuliang（禹余粮, limonite, Limonitum）is also］called Baiyuliang（白余粮）, produced in Donghai（东海, East Sea）and Chize（池泽）. ［In the book entitled］Fan Zi Ji Ran（《范子计然》, Studies About Fan Li's Teacher）, ［it］says［that］Yuyuliang（禹余粮, limonite, Limonitum）is produced in Hedong（河东）. ［In the book entitled］Lie Xian Zhuan（《列仙传》, Story About Immortals）, ［it］says［that］Yuyuliang（禹余粮, limonite. Limonitum）can be collected from Huashan（华山）with red axe.

Notes：Yuyuliang（禹余粮, limonite, Limonitum）is a mineral medicinal, also called Yuliangshi（禹粮石）and Taiyi Yuyuliang（太乙禹余粮）, sweet in taste and astringent in property, entering the meridians of the spleen, stomach and large intestine, effective in ceasing diarrhea, hemorrhage and leucorrhea. Clinically it is used to treat chronic diarrhea due to deficiency-cold, chronic dysentery, bloody stool, uterine flooding and spotting as well as leucorrhea.

显然，在李照国（2017）译本中，无论是原文译文，考据译文或者是临床应用注释，对于"禹余粮""太乙禹余粮""禹粮石""华山""《范子计然》""《名医别录》"等民族文化名词，译者直接将其翻译成汉语拼音，同时辅以英语注释，这符合英语读者的认知习惯。这不仅对中医药名词术语在翻译结构和内容上进行了有力的补充，而且保证了翻译的准确性和可理解性。

## 四、直译法

上述研究表明,《神农本草经》中关于药物主治病症和主要生长位置的描述都采用了动词,这凸显了句子内部结构的关联性和逻辑性。整齐划一的动词化描述有利于读者把握文章的主基调,患者感受药物在治疗过程中发挥的作用,统一原文作者、原文读者、译者和译文读者之间的语境感知。依据中医翻译的"回译性"原则:"中医术语译文的结构应该尽可能与原文保持一致,这样能最大程度地实现源语与译语之间回译的信息损益度。"(李照国、朱忠宝,2002;李照国,2019)因此,对于书中描述药效和药源的动词,译者普遍采用直译法。

如李照国(2017)将"强骨"直译为"strengthen bones";"益气"译为"replenish Qi";"轻身"译为"relax the body";"延年"译为"prolong life";"除邪气"译为"eliminate evil-Qi";"通百节"译为"unobstruct all joints";"除风湿痹"直译为"replenish Qi and eliminate wind-dampness impediment";"生"译为"exists,grow,collect,find";等等。

再如书中关于"丹砂"药效和药源的描述:"主身体五藏百病,养精神,安魂魄,益气,明目,杀精魅邪恶鬼。久服,通神明不老。能化为汞,生山谷。"原文中"主、养、安、益、明、杀、久、通、能、生"均为动词。安德烈等人(André D. et al.,2015)将其对应译为了动词(如画线处所示):

Cinnabar, sweet and slightly cold, <u>cures</u> all diseases of the five organs in the human body, <u>nourishes</u> liveliness of the heart, <u>calms</u>

the soul and the mind, <u>enhances</u> the vital qi, <u>improves</u> the eyesight and <u>kills</u> invisible spirits and pathogenic evil creatures. With extended treatment, it <u>improves</u> psychic abilities and <u>prevents</u> aging. It <u>melts</u> down into quicksilver. It <u>lies</u> in rocky mountain valleys.

上述译文不仅实现了与原文结构上的层层对应，读起来朗朗上口，而且相似的译文和原文结构也非常符合中国人的交际意图，有利于中医文化走向国际的同时也保留中华民族文化的特色（赵丽梅、汪剑，2022）。

# 参考文献

André D., Xiaoya D. *Le Classique De La Matière Médicale Du Laboureur Céleste/ Divine Farmer's Classic of Materia Medica.* ［M］. Beijing：Foreign Language Press. 2015.

George L., Mark J. *Metaphors We Live By.* ［M］. Chicago：University Of Chicago Press. 2003.

顾观光. 神农本草经 重辑 ［M］. 北京：人民卫生出版社，1956.

贾春华. 基于隐喻认知的中医语言研究纲领 ［J］. 北京中医药大学学报，2014，37（05）：293－296.

贾春华. 中医学：一种基于隐喻认知的语言 ［J］. 亚太传统医药，2009，5（01）：11－12.

李柏霖、赵时鹏、廉波等.《神农本草经》文献学及药物学探究 ［J］. 北京中医药，2022，41（04）：417－420.

李今雍. 试论我国"天人合一"思想的产生及中医药文化的思想特征

[J]. 湖北中医杂志，2004（03）：3－5.

李永安、董娜、史文君等. 对两套中医译名标准化方案中的语法问题的探讨［J］. 中国中西医结合杂志，2017，37（02）：245－246.

李照国、朱忠宝. 中医英语翻译技巧训练［M］. 上海：上海中医药大学出版社，2002.

李照国. 神农本草经（汉英对照）［M］. 上海：上海三联书店，2017.

李照国. 中医翻译教程［M］. 上海：上海三联书店，2019.

王亦君、冯舒涵、程锦堂等. 大黄蒽醌类化学成分和药理作用研究进展［J］. 中国实验方剂学杂志，2018，24（13）：227－234.

臧文华、卞华、蔡永敏. 中药"七情"术语源流考［J］. 中医杂志，2019，60（12）：1004－1007＋1020.

赵丽梅、汪剑. 认知翻译学视角下《神农本草经》的英译研究［J］. 中国中医基础医学杂志，2022，28（08）：1335－1338.

钟赣生、李少华.《神农本草经》的药物成就［J］. 中华中医药杂志，2006（07）：390－392.

第七章
中医药术语翻译标准研究

# 第一节　引言

2021 年，教育部、国家中医药管理局等先后发布《关于深化医教协同进一步推动中医药教育改革与高质量发展的实施意见》和《中医药文化传播行动实施方案（2021—2025 年)》；2022 年 4 月，国务院办公厅印发《"十四五"中医药发展规划》，这一系列文件促进了中医药发展，使中医药发展上升为国家发展战略的一部分。中医术语作为打开我国中医药宝库的重要钥匙，其翻译标准是中医药文化国际传播的前提与基础（周恩、苏琳，2022）。

本研究以"中医药/ 中医（traditional Chinese medicine）""术语标准（term standard）""翻译/英译（translation）"为关键词，在国内外大型期刊数据库，如 Springer，Web of Science，Scopus，CNKI 等进行高级检索[①]，发现现有关于中医药术语英译标准的研究主要集中在以下三方面：

一是关于中医药术语标准的翻译策略研究。如陶伟、周恩（2018）以《中医基本名词术语中英对照国际标准》为例，探讨中医方剂术语英译策略，认为中医方剂术语英译中对于如成分、功效等组成的简单方剂名应该采用直译，具有特殊历史含义和修辞手法的术语应该采用意译，含有"气、阴、阳"等抽象概念的特有词应该采用直译加音译，以保证中医方剂术语的哲学性、民族性和专业性。马伦等（2021）认为世界卫生组织（WHO）颁布的《传统医

---

① 本研究检索截止时间为：北京时间 2023 年 1 月 11 日下午 15：30。

学国际标准名词术语》中存在英译问题：逻辑不清、译语信息表达不完整、误译，并指出中医术语英译应结合其所在语境，深究内涵，力求"信"与"达"。

二是关于不同术语翻译标准的对比。如王小芳等（2015）定性对比了《中医药学名词》《传统医学国际标准名词术语》《中医基本名词术语中英对照国际标准》，认为译者翻译术语不仅需要考量术语的文化内涵，而且需要进行语言维度的适应性转换，理清术语内部词与词之间的逻辑关系，在保留中医术语信息的同时更好地保留其简洁性特征。杨倩等（2022）则对比了《传统医学国际标准名词术语》和《ISO① 23961 - 1：2021 中医药—诊断术语—第一部分：舌》共有的舌象术语，发现世界卫生组织颁布的舌象术语以教育培训为主要目的，旨在为各国医药从业者提供基础术语知识；"ISO"舌象术语以信息客观化为主要目的，旨在规范各类诊断仪器之间的信息交互。

三是关于中医术语翻译的命名规则研究。如王等人（Wang et al.，2010）分析了《国际标准中英文中医药基本术语表》（ISN）中文与西班牙语、法语和葡萄牙语之间的翻译命名规则，认为译语命名主要遵循了回译性的原则，保证了目标语言与源语语言之间能最大程度地实现文化互通。闵玲（2017）根据中医药现有术语英译标准现状，提出了中医药术语英译分层建构的设想，认为可将已有的标准术语英译分为四个层级：已达成共识的术语、核心词素相同但细节不同的术语、较低一致性的术语、误译的术语，以此加快中医药基础术语英译的标准化进程。

---

① ISO，国际标准化组织 International Organization for Standardization 的简称。

通过上述文献梳理可知，现有中医药术语英译标准研究成果较为丰硕，这为后续深入研究中医药术语翻译奠定了坚实的理论与实践基础。但现有研究更多集中在术语翻译标准的表层成果研究方面，较少对其发展历程、制定原则等内在构造进行梳理与研究。故下文将对现有国内外的中医药术语翻译标准的发展历程进行梳理，并在此基础上探讨两个具有代表性的术语英译标准——世界卫生组织于 2007 年颁布的《传统医学国际标准名词术语》和世界中医药学会联合会（以下简称"世中联"）于 2007 年颁布的《中医基本名词术语中英对照国际标准》。

## 第二节　术语标准概述

中医翻译历史最早可追溯至公元前 561 年，苏州人知聪携《本草经》《脉经》《明堂图》远赴日本，途经高丽，居住了一年，并在此传授中医药（方廷钰等，2015）。至今，中医药翻译已经走过近两千年历史。本研究根据术语翻译标准化在中医药翻译历史中的发展特点，将其发展历程分为 1999 年之前的探索期、2000 年至 2007 年的发展期与 2008 年至今的鼎盛期。

### 一、探索期（1999 年以前）

现有可考据的中医药术语翻译标准研究起源于 20 世纪 60 年代末（徐丽等，2021），为 1969 年日本东洋医学会制定的第一套《汉方医学术语》标准方案（叶晓、张红霞，2021）。16 世纪至 18 世纪，日本医学界掀起了研究张仲景医学的浪潮，并由此诞生了日本传统医学——汉方医学，汉方医学是日本对中国中医药的传统称呼（杨晶鑫，2010）。《汉方医学术语》由日本医学家研读中国中医药典籍，如《黄帝内经》《伤寒论》《金匮要略》等，并结合医案上对脉经、针灸等的临床诊疗记载，筛选组成的中医术语。

1982 年 12 月，世界卫生组织在菲律宾马尼拉召开针灸穴名标准化工作组会议，通过了以汉语拼音为基础的十四经穴标准名称。此后，中国中医药术语翻译标准开始了探索之路。菲律宾会议过后，世界卫生组织相继在中国香港、日本、日内瓦等地举办针灸术语标准化研讨会议，并于 1984 年推出《标准针刺术语》（*Standard Acupuncture Nomenclature*）。1991 年正式发布国际通用的针灸术语标准化方案——《针灸经穴名称国际标准化方案》（*A Proposed Standard International Acupuncture Nomenclature：Report of a WHO Scientific Group*）。该标准统一了 361 个标准经穴术语译名，译名包含汉语拼音、英文字母与汉字的经络穴位（徐丽等，2021）。

1995 年，随着中国与世界上其他国家外交关系的逐步恢复，中国与美国爆发了知识产权贸易战，中医药发展也面临知识产权的窘境。在此背景下，国家制定和颁布了中医疾病术语标准，以规范中医药文化的国际传播。1995 年中医国家标准是指《中医病症分类与代码》（GB/T 15657—1995），内容包括内科、眼科、耳鼻喉科、外科、骨伤科、妇科、儿科共计 7 个类目的疾病和证候名称，不含定义（李照国，2010）。1997 年中医国家标准包括《中医临床诊疗术语疾病部分》（GB/T 16751.1—1997）、《中医临床诊疗术语证候部分》（GB/T 16751.2—1997）以及《中医临床诊疗术语治法部分》（GB/T 16751.3—1997），该部分在 1995 年标准的基础上为每一个术语增加了定义（李照国，2010）。

随着中医药文化国际交流越来越密切，韩国医学界也受到了中国传统医学的影响，其在印度医学和中国传统医学的影响下，形成了融合两者特色的"韩医学"。但韩医学中最根本的中医治疗方法和用药规律仍属于中国传统中医药的范畴（徐丽等，2021；王昊等，2021）。为了更好地体现本国医学特色，韩国于1999年初步研制了《韩医药学主题词表》（*Medical Subject Headings for Oriental Medicine*），并奠定了《韩医学标准疾病证候分类》（KCDOM）的初代版本——《韩医学标准疾病分类》第一版（KCDOM - 1）。上述两种术语翻译标准都是在《中国中医药学主题词表》的基础上，删除部分中国中医药术语和添加韩国专用的术语词汇形成的（范为宇，2006；徐丽等，2021），本质来源都是中国传统中医药文化。

## 二、发展期（2000—2007 年）

2000年，中医药学名词审定委员会成立。2001年，中国顺利加入世界贸易组织，成为世界贸易组织的第143个成员。至此，中国中医药文化的国际化步伐加快，术语标准研究也进入快速发展时期。为了进一步规范中医药术语翻译工作，中医药学名词审定委员会先后创立了《中医药学基本名词》《中医药基本名词英译原则及方法》《中医药学名词审定原则及方法》（朱建平，2003）。上述名词的原则和方法论可归为方剂学、针灸学、推拿学、骨伤科疾病等的术语集合，是后世研究中医药基本名词翻译标准的重要参考资料。其中，《中医药基本名词英译原则及方法》提出了六个中医术语英译标准原则："（1）对应性：译名词义与中文相对应；（2）系统性：保证中医药学科概念体系的完整性；（3）简洁性：译名要简洁；（4）同一性：同一概念名词译语相同；（5）回译性：译名结构在形式上与中文一致或接近；（6）约定俗成：习惯译法，尽管某些术语译法与前述原则相违背，但仍可采用约定俗成的译法，以实现译文的'信、达、雅'，做到'形似'与'神似'"。（朱建平，2003）

2004 年，在上述三个标准基础上，中医药学名词审定委员会编写并正式发布了《中医药学名词》术语标准。该术语标准收录具有中医药学科特点、构成本学科概念体系的专业名词，如"纯阳""稚阴稚阳""眼科学的'风轮热毒证'与'水轮实热证'"等，其命名标准依据贯彻单义性、科学性、系统性、简明性、民族性、国际性、约定俗成、协调一致等原则（朱建平，2016）。其中单义性专门用来解决一词多义和一义多词现象，实现一词一义。如"三焦"译名全部规范为在本意后面加注穴位编号 [sinjiao（$CO_{17}$）]，以标准化译名结构形式和意义。

2000 年，"中非合作论坛"创立。2006 年，中非合作论坛再次在北京召开，中国与国际社会的医疗卫生合作、文化交流进一步加强，科学技术现代化步伐加快。在此背景下，国家中医药管理局认为中医药术语应该与时俱进，建立科学、统一的中医基础理论术语标准，满足中医教学、科学研究、医疗、管理及对外交流的需要（国家中医药管理局，2006）。随后，国家中医药管理局提出了制定中华人民共和国国家标准《中医基础理论术语》（*Basic theory no-menclature of traditional Chinese medicine*）（GB/T 20348—2006）。该标准于 2006 年 10 月正式发布，将术语细分为阴阳类、五行类、脏象类、气血津液精类、经络类、体质类、病因类、病机类、养生预防类、治则类与五运六气类，标准化中医药双语术语 1000 多条，为后续世界卫生组织和世界中医药学会联合会国家通行标准中医药术语的研制提供了坚实的基础。

2007 年，世界卫生组织和世界中医药学会联合会基于《中医药学基本名词》《中医药基本名词英译原则及方法》《中医药学名词审定原则及方法》《中医基础理论术语》《中医药学名词》《中医临床诊疗术语疾病部分》（GB/T 16751.1—1997）、《中医临床诊疗术语证候部分》（GB/T 16751.2—1997）、《中医临床诊疗术语治法部分》（GB/T 16751.3—1997）等已有中医药术语标准化成果，研究并制定了世界卫生组织《传统医学国际标准名词术语》（*WHO International Standard Terminologies on Traditional Medicine in The Western Pacific Region*）与世界中医药学会联合会《中医基本名词术语中英对照国际标准》（*International Standard Chinese-English Basic Nomenclature of Chinese Medicine*），成为中医药翻译和对外交流历史上的重要里程碑（李永安等，2017）。

## 三、繁盛期（2008 年至今）

2008 年，中医药服务走进第 29 届奥运会、第 13 届残奥会，为运动员提供针灸、推拿等中医药服务，开创了中医药走进奥运会的先河。同年，世界卫生组织首届传统医学大会在中国北京召开，会议通过以发展传统医学为主要内容的《北京宣言》，进一步凸显了中医药在世界传统医学领域的地位。中医药交流与合作主题也纳入 2008 年中美战略经济对话；英国设立"中医药周"等，这都说明中医药文化的国际交流与合作取得了新的进展，中医药术语标准化研究也由此进入鼎盛期。因此，为了进一步规范中医药文化传播的基础——中医药术语，各种术语标准纸质词典应运而生，如孟和撰写的《英汉汉英医学分科词典》（2008）、王晓鹰和章宜华编写的《英汉医学词典》（2008）、周雪芬出版的《汉法双解中医名词术语词典》（2009）、欧阳宗馨主编的《汉德·德汉中医名词成语词典》（2009）、李永安编写的《英汉西医——汉英中医常用词典》（2010）、李照国主编的《汉英双解中医临床标准术语辞典》（2017）、上海气功研究所李洁主编的《中医气功常用术语词典 西汉双解》（2021）等。同时，随着信息技术的发展，中医药学界也涌现出了许多电子词典，如《韦氏医药词典》（*Merriam Webster Medical Dictionary*）、《英中医学辞海》（*A Comprehensive English-Chinese Medical Dictionary*）、湘雅医学词典等。其中，至今仍应用较为广泛的纸质医学术语标准词典是王晓鹰和章宜华编写的《英汉医学词典》（2008）与李永安编写的《英汉西医——汉英中医常用词典》（2010）。下文将对这两本词典进行简单的介绍。

《英汉医学词典》是中山大学附属第三医院研发室主任王晓鹰和广东外语外贸大学词典学研究中心章宜华教授合著，由外语教学与研究出版社于 2008 年出版的权威术语词典。该词典参考全国科学技术名词审定委员会公布的医学术语标准名称、标准术语简称和《中华人民共和国药典》给出的标准药名，以医学生和医务工作者为读者对象，收录了近 13 万个词条（王晓鹰、章宜华，2008）。书中不仅提供术语词条的翻译，还提供术语词源、语域、变体、词性、曲折变化、拼音等，内容丰富，线索分明，有利于读者根据医学语境规范使用对应的译名。

《英汉西医——汉英中医常用词典》由陕西中医药大学李永安院长主编，北京理工大学大学出版社于 2010 年出版。依据计算机算法，该标准统计收录了使用频率最高的约 4000 个中医术语词条和 18000 个西医术语词条。西医术语翻译主要参考了《英汉常用医学词典》《世界最新英汉医学辞典》《道兰氏英汉医学大词典》等英语医学术语词典。中医术语翻译则借鉴了世界卫生组织发布的《传统医学国际标准化名词术语》与世界中医药学会联合会颁布的《中医基本名词术语中英对照国际标准》等已有的中医术语翻译标准（李永安，2010）。

2009 年 9 月，"ISO"技术管理委员会（ISO／TMB）在南非开普敦召开会议，研究通过了关于建立"ISO"中医药技术委员会（TC）的中国提案，并成立中医药技术委员会。该委员会命名为"Traditional Chinese Medicine"，缩写 ISO／TC 249 TCM，其工作范围是"研究制定与贸易相关的中医药技术、信息、术语、服务、专用产品设备等相关标准"（史楠楠等，2011）。2015 年，国际标准化组织中医药技术委员会正式定名为 ISO／TC 249。委员会工作范围也重新确定为"所有起源于古代中医药学并能共享同一套标准的传统医学体系标准化领域的工作"（王跃溪等，2015）。自此，中医药术语国际标准化工作迈入新阶段。

中医学技术委员会共有 35 个成员，包括积极成员 20 个，观察员 15 个，A 类联络组织 3 个：世界针灸学会联合会（WFAS）、世界中医药学联合会（WFCMS）和世界卫生组织（陈晓勤等，2012）。该委员会有 5 个工作组和 1 个联合工作组：原药材与传统炮制质量安全工作组（Quality and Safety of Raw Materials and Traditional Processing，ISO／TC 249／WG1）、中药制成品质量安全工作组（Quality and Safety of Manufactured TCM Products，ISO／TC 249／WG2）、针灸针质量和针刺安全操作工作组（Quality of Acupuncture Needles and Safe Use of Acupuncture，ISO／TC 249／WG3）、除针灸

针外其他医疗设备质量安全工作组（Quality and Safety of Medical Devices other than Acupuncture Needles，ISO／TC 249／WG4）、中医药术语和信息工作组（Terminology and Informatics，ISO／TC 249／WG5）与 ISO／TC 249－ISO／TC 215 信息学联合工作组（Joint ISO／TC 249－ISO／TC 215 WG：Informatics，ISO／TC 249／JWG1）（陈婉姬等，2013；王跃溪等，2015）。

中医学技术委员会自成立以来，经历了技术、经济、政治等方面的挑战，至今已发展成为一个较为成熟的体系。2014 年，中国主导制定了中医药首个 ISO／TC 249 标准《一次性使用无菌针灸针》（ISO 17218：2014 Sterile acupuncture needles for single use）（何雅莉等，2022）。此后，中医学技术委员会进入快速发展时期，但多数都是关于中医药材的国际标准，如《中医药——灵芝》（ISO 21314：2019）、《中医药——中草药原料及药材通用要求》（ISO 23723：2021）等，术语方面的国际标准仍数量不多。其中最新的术语标准为 2021 年 11 月发布的"中医诊断名词术语第一部分：舌诊"（ISO 23961－1：2021 Traditional Chinese medicine-Vocabulary for diagnostics-Part1：Tongue），以及"中医诊断名词术语第二部分：脉诊"（ISO 23961－2：2021 Traditional Chinese medicine-Vocabulary for diagnostics-Part2：Pulse）。前一术语标准属于"望诊"术语方面，是指医者通过观察患者舌质、舌下络脉和舌苔的形、态、神、色等，诊断患者本身的生理功能和病理变化。后一术语标准属于"切诊"术语方面，是指医者用手指切按患者脉搏，根据脉动现象判断患者病势。

2018 年 6 月，世界卫生组织正式发布了《国际疾病分类第十一次修订本》（ICD－11），该分类标准首次纳入源自中国中医药的传统医学章节。"ICD – 11 传统医学章节以中医病证名术语为基础，同时兼顾日本汉方医学、韩国韩医学的传统医学相关内容，共收录 250 个中医疾病名相关的术语以及 284 个中医证候名相关的术语。"（周强等，2021）同年，日本依据"ICD – 11"完善日本汉方方剂缩略语与汉方医学术语标准，进一步促进了中医药术语翻译术语的标准化进程。

2019 年 12 月底，新冠病毒（COVID – 19）蔓延，中医药治疗新冠肺炎的疗效显著，这极大提高了中医药的国际地位。为了更好抗击疫情，保护人民生命，2022 年 7 月，中国外文局翻译院、中国对外书刊出版发行中心（国际传播发展中心）、外文出版社联合对外发布了《中医药文化国际传播抗疫相关术语英译标准参考》，为国外受众理解中医药提供标准含义（中国外文局翻译院，2022）。该抗疫术语标准包含 36 条中英对照术语，分为中医药国际传播术语和中医药抗疫术语两部分。中医药国际传播术语共 9 条，如"人类卫生健康共同体 a global community of health for all"，"全球团结抗疫 global cooperation against Covid – 19"，"共筑多重抗疫防线 building a multi-layered defense against Covid – 19"，"弥合疫苗鸿沟 closing the vaccine gap"，"外防输入、内防反弹 preventing both inbound cases and domestic resurgence"，"缩小免疫鸿沟 narrowing the immunization gap"等。中医药抗疫术语共 25 条，如"辨证论治 treatment based on pattern differentiation"，"三因制宜 considering factors of seasons, environment and body constitution in treating diseases"，"治未病 preventing the occurrence, development and recurrence of disease"，"三药三方 three TCM drugs and three herbal formulas / three finished drugs and three herbal formulas"，"熏蒸预防法 moxa fumigation for prevention" 等。

同年，世界卫生组织颁布了最新版的《中医术语国际标准》（*International Standard Terminologies on Traditional Chinese Medicine*）（WHO，2022）。该标准与 2007 年的术语标准相比，主要有以下三方面的区别：一是术语分类范围更广，如 2007 年的版本包含了基础理论、诊断学、临床学、治疗学、针灸学、药物治疗、传统医学典籍，2022 年版本将其全部划分为 3 类：中医基础理论术语、诊断病症与体质术语、治则治法与疗法，术语分类更大。二是收录数量有所减少。2007 年的标准收录 3543 条术语；2022 年的标准则基于对 194 个成员使用中医术语情况的调查，增加了针灸方面的术语，共收录 3415 条术语（WHO，2022），同时该版本对其中 3387 条术语添加了详细的解释。三是拼音的有无。2022 年的术语标准单独为每一个术语增加了拼音，以最大限度保留术语蕴含的中医药文化内涵，但也可能对无拼音背景的读者造成理解障碍。因此，为了使术语覆盖范围更广，分类更为详尽，可读性与易读性更强，下文将选取世界卫生组织 2007 年的基本版本术语标准作为主要研究对象。

显然，中医药翻译研究经过将近两千多年的发展，其术语体系已经较为成熟，中医药术语翻译标准也逐步发展完善。这为中医药翻译工作奠定了坚实的术语翻译标准基础，也为全世界人们利用中医药共同抗击疫情提供了有力的文化交流工具，助力构建中医药文化在国际文化舞台上的良好形象。

为了进一步深入了解中医药术语翻译标准体系，下文将在上述术语标准的基础上，选取普适性强、学界研究较多的两大术语英译标准——世界卫生组织西太区发布的《传统医学国际标准名词术语》、世界中医药学会联合会《中医基本名词术语中英对照国际标准》作为具体的研究对象，深入阐释它们的制定原则、分类标准和展现形式，以期为后续的术语标准制定提供思路。

## 第三节 《传统医学国际标准名词术语》研究

上文提到世界卫生组织发布的《传统医学名词术语国际标准》是中医药术语翻译标准发展时期的重要成果。其具体行动过程表现为：在 2007 年 10 月 16 日，世界卫生组织和国家中医药管理局召开新闻发布会，正式发布《传统医学国际标准名词术语》（*International Standard Terminologies on Traditional Medicine*）。该标准由繁体中文和英文撰写而成（张永贤，2008），内容收录了 8 大中医药类属共 3543 个中英双语词条（《北京日报》，2007）。在章节内容安排上，该标准共有八章，分别为：总类（general）、基础理论（basic theories）、诊断学（diagnostics）、临床各科（disease）、治疗学（therapeutics）、针灸学（acupuncture and moxibustion）、药物治疗（medicinal treatment）、传统医学典籍（classics of traditional medicine），内容包含了绝大部分的中医药分支（WHO，2007）。中医药文化中存在许多难以用英语翻译的专业名词术语，因此在《传统医学国际标准名词术语》颁布之前，国际社会上的中医药术语多数采用汉语拼音翻译（《北京日报》，2007），这在一定程度上阻碍了缺乏汉语拼音背景知识的读者学习中医药知识和中医药工作者、爱好者之间的跨文化交流。毫无疑问，该标准是中医药术语标准化进程的一个重要里程碑，为广大中医药从业者、爱好者等提供了较为统一的翻译标准，规范了中医药语言服务行业发展。

本研究通过检索国内外大型期刊数据库发现现有关于世界卫生组织西太区《传统医学国际标准名词术语》的研究主要集中在该标准存在的翻译问题研究方面。如周开林（2012）以《传统医学名词术语国际标准》中的病因病机术语中的四字格术语英译为研究对象，以译文的语义、结构、成分为研究角度，结合相关中医药背景知识和中医翻译原则，发现了该标准术语英译主要存在以下五个问题：词义理解存在偏差；术语内部因果关系把握不当；过于忠实原文形式，忽略意义；机械套用表面意义相同的中医术语的英译名。马伦等（2021）则发现世界卫生组织术语标准存在以下三个问题：术语逻辑不清，即译名未能准确表达原术语内部的逻辑关系；过度追求译名简洁，导致原术语信息表达不完整；术语概念的误译。

上述文献梳理表明《传统医学名词术语国际标准》发布以来，为中医翻译界和中医药文化国际交流作出了巨大贡献，但由于过度追求"标准"和对中医药背景和翻译原则掌握不够，部分术语存在翻译不准确的问题。故下文将对世界卫生组织西太平洋区研制的《传统医学名词术语国际标准》的制定原则、分类标准和术语展现形式进行深入研究，以期为后续术语翻译标准制定提供借鉴。

## 一、制定原则

由上述研究可知，《中医药学名词》标准制定了名词术语翻译的原则，即单义性、科学性、系统性、简明性、民族性、国际性、约定俗成、协调一致，这些原则成为其他中医药术语翻译标准制定的参考。《传统医学名词术语国际标准》借鉴这些原则，明确了自己英译术语的制定与筛选原则，主要有以下四条（WHO，2007）。

## （一）准确反映中文名词术语的原义

中文语言学中，一个词语往往是由两个或以上的字组成，共同表达一个特定的意义，这个意义区别于单个字原有的意义，所以该标准强调的是以每一个名词术语作为一个意义单位，以此充分且恰当地反映医学概念。如术语原文"中医炮制学"，译文"processing of herbal medicinals"，整个术语的含义是指"中医学中研究中药炮制的理论、技术、规格和标准的一一门学科"，这与单个字的含义截然不同。

## （二）不生造新的英文单词

《传统医学名词术语国际标准》中所有英文单词均来自被普遍认可的英文字典，如《牛津高阶英语词典》《柯林斯高阶英英词典》《朗文当代高级英语辞典：英英·英汉双解》等。如十二经脉术语"手厥阴心包经、手少阳三焦经"，其译文"pericardium meridian（PC），triple energizer meridian（TE）"的每一个单词都能在《牛津高阶英语词典》中找到，这使术语译名的可用对象更为普遍，扩大了中医药术语文化的传播范围。

## （三）避免使用拼音

世界卫生组织认为拼音仍然属于中文，使用拼音的中医药术语不是真正的翻译。因此，在《传统医学名词术语国际标准》术语译名研制过程中，只有一些非常难以确定英译名称的传统医学名词术语才会使用拼音。如"阴虚内热、阴虚阳亢、阴虚火旺"等传统中医药特有的表述，就采用了拼音与英文单词相结合的翻译"yin deficiency with internal heat，yin deficiency with yang hyperactivity，yin deficiency with effulgent fire"。这能保证在语言转换过程中，原文含义得到充分表达。

### （四）与世界卫生组织颁布的针灸术语国际标准保持一致

1991 年世界卫生组织在日内瓦发布了《针灸经穴名称国际标准化方案》（*A Proposed Standard International Acupuncture Nomenclature*），《传统医学名词术语国际标准》中有关针灸术语的英译名与该针灸标准译名完全保持一致，以保证同一术语译名相同。如"铍针、锋针、毫针"统一译为"stiletto needle，lance needle，filiform needle"。

按照上述原则，《传统医学名词术语国际标准》中的英译术语多数采用了直译或直译＋音译的翻译策略，能较好地与中文术语对应。下文将对其主要的术语英译策略进行简要的分析。

## 二、术语翻译策略

由上述分析可知，直译或者直译＋音译是《传统医学名词术语国际标准》中主要采用的术语翻译策略。需要注意的是，《传统医学名词术语国际标准》中的直译绝非简单的翻译转换，而是遵循了以下三个原则（WHO，2007）的"直译"：

第一，由于历史原因，很多中医药术语具有别称，部分别称到现在仍然具有现实意义。甚至同一个中医药概念都有几种不同的译名，部分国家标准也保留了这些译名。但世界卫生组织术语工作组认为这些译法是没有技术意义的，因此在《传统医学名词术语国际标准》方案中，删除了这些"无技术意义"的别称。

第二，制定者认为因为中文构词习惯，术语翻译中存在的某些字词增删是出于语言学和修辞学目的，实际上这毫无技术意义。

第三，由于传统医学改革，一些中医药术语原文含义已经发生改变，现在多数只沿用其中一个较为固定的内涵，所以这个固定的内涵应该作为标准术语的内涵。

在上述原则的指导下，术语通常也只有一个以直译为主的翻译策略指导下的固定译名。如"气"既指人体内能运行变化的精微物质、精气，又指脏腑组织的功能活动，该术语翻译标准中全部采用了直译与音译相结合的翻译策略，译为"qi"。具体表现为：正气—healthy qi，真气—genuine qi，宗气—ancestral qi，津气—fluid qi，等等。

此外，中医药术语也存在部分疑难怪词，其尤具中医药文化色彩，如十二经脉和奇经八脉中的术语。如十二经脉之一的"足厥阴肝经"，其意义是指起自大趾内侧甲后的大敦穴，经下肢内侧、外阴和腹部抵达乳头下约两寸处的期门穴，从期门进入腹内，挟胃属肝络胆，从肝上行，通过横膈，沿气管、喉咙、鼻咽而连接于目，上行至巅顶，与督脉会合于百会；每侧各 14 穴组合而成的就是"足厥阴肝经"，即肺部中间一点的穴位（WHO，2007）。对于这种属于中医药特有的疑难术语，译者就采用了意译的翻译策略，将其译为"liver meridian（LR）"，更为通俗易懂。

# 第四节 《中医基本名词术语
# 中英对照国际标准》研究

除了《传统医学名词术语国际标准》, 世界中医药学会联合会颁布的《中医基本名词术语中英对照国际标准》(*International Standard Chinese—English Basic Nomenclature of Chinese Medicine*) 也是中医药术语翻译标准研究史上的一个重要里程碑 (李永安等, 2017)。该标准共收录 6526 项词条, 每个词条包含编码、中文、汉语拼音和译名, 其参考来源主要为《中医药常用名词术语词典》(2001)、《中医药学名词》(2004) 和《中华人民共和国国家标准中医基础理论术语》(GB / T 20348—2006) (世界中医药学会联合会, 2008)。

该术语标准内容分为 21 类: 学科和专业人员 (subjects and professionals)、阴阳五行 (Yin-yang and Five Elements / Phases)、脏象 (visceral manifestation)、形体官窍 (body and orifices)、气血津液精神 (qi, blood, fluid and spirit)、经络 (meridian / channel and collateral)、病因 (disease cause)、诊法 (diagnostic method)、辩证 (syndrome difference)、治则治法 (therapeutic principles and methods)、中药 (Chinese materia medica)、方剂 (formula)、内科病 (internal disease)、外科病 (external disease)、妇科病 (gyneco-logical disease)、儿科病 (pediatric disease)、眼耳鼻喉科 (ophthal-mic and otorhinolaryngologic diseases)、骨伤科病 (orthopedic and traumatic Diseases)、针灸 (acupuncture and moxibustion)、养生康复

与五运六气（health preservation and rehabilitation, five circuits and six qi）（世界中医药学会联合会，2008）。显然，与《传统医学名词术语国际标准》相比，《中医基本名词术语中英对照国际标准》的术语标准分类更为详细，读者能较快定位到所需术语译名，故该标准也更适合跨文化语境中的中医临床交流。

本研究通过检索国内外大型期刊数据库，如 CNKI，Web of Science，Scopus 等，发现现有关于《中医基本名词术语中英对照国际标准》的研究主要集中在其翻译策略和翻译问题研究方面。如陶伟、周恩（2018）研究了《中医基本名词术语中英对照国际标准》中的方剂术语译名的翻译策略，研究发现该标准中的方剂术语主要采用了直译的翻译策略，同时辅以意译、直译＋音译的翻译策略，这为后续中医术语英译提供了参考。卢琰等（2017）与李永安等（2017）分别研究了《中医基本名词术语中英对照国际标准》的用词和语法问题。前者研究发现该标准术语译名对中医药术语英译用词进行了大胆的创新，但也导致了部分译名用词不准确，译语信息表达不完整的问题；后者研究发现该标准存在单复数和词性误用问题。

经过上述文献梳理可知，现有研究的关注点集中在《中医基本名词术语中英对照国际标准》的翻译问题，较少关注其术语译名的制定原则，故人们常常会发现术语译名存在问题。下文将对该标准术语译名的制定原则进行介绍，以期为广大读者理解其术语翻译提供认知基础。

## 一、制定原则

世界中医药学会联合会 2007 年颁布的《中医基本名词术语中

英对照国际标准》中明确规定了该标准术语译名的研制原则，力求译名实现"信、达、雅"，一共有四条基本英译原则（世界中医药学会联合会，2008）。

## （一）对应性

英译名含义尽量与中文源语含义保持一致。即保证语义准确，译文信息表达完整，这也是翻译最基本的原则。如"心恶热—heart being averse to heat"，"心恶热"意思是在五行中，心本属火，热容易导致心火亢奋、扰乱心神，迫血妄行，所以心厌恶热。临床上常见的脸红、狂躁等高热患者均是与心火热有关。因此，译名对应中文具体内涵，将每一个词的含义一一对应翻译了出来，"心—heart"，"恶—be averse to"，"热—heat"。

## （二）简洁性

简洁性是在保持译语信息完整准确的基础上，追求更为简洁的译文，避免繁琐的释义性翻译。如将"半身无汗"译为"hemilateral anhidrosis"而不是"half-body absence of sweating"，简洁明了地表达出原文身体左侧或右侧，上半身或下半身不出汗的身体状态。

## （三）同一性

相同概念的名词均使用同一的译名，避免读者理解和记忆混乱。如"水泻"可以翻译为"watery diarrhea"或者"outpour diarrhea"，均可以表达出患者严重腹泻，有如注水之状的意思。但

《中医基本名词术语中英对照国际标准》只翻译出一个译名 "watery diarrhea"，且全书遇到这个词都会统一译为 "watery diarrhea"，以增强术语译名的易读性和可读性。

## （四）约定俗成

目前已通行的译名，尽管部分译名违反了上述三个原则，但仍会考虑使用约定俗成的中医药术语英译名。如该标准将 "精室" 译为 "semen chamber / mingmen"，"命门" 也译为 "life gate / mingmen"，这显然违反了同一性原则，导致译者在 "精室" 和 "命门" 的翻译或者回译中出现指称不明的翻译困境。但在中医药翻译长久的历史发展中，上述 "精室" 和 "命门" 的翻译已经成为人们的共识，故该标准在术语译名选择时，仍会考虑采用人们普遍认同的英译名。

## 二、术语翻译策略

通过上述研究可知，在术语英译标准制定原则的指导下，《中医基本名词术语中英对照国际标准》较为注重原文结构形式和意义的一一对应，尤为追求简洁的译文。故全书术语译名采用了以直译为主的翻译策略，意译为辅，偶尔会使用直译加音译，以保证保留原文简洁的语言形式，也充分表达出术语的语义内涵。由于文章篇幅有限，故下文将对该标准的主要翻译策略——直译进行深入的研究。

《中医基本名词术语中英对照国际标准》中的直译策略分为两种：纯直译和借助介词的直译。纯直译仿照中医药术语原文的结构形式，以相同的结构表达相同的含义，如"肾气"译为"kidney qi"，"葛根汤"译为"Pueraria Decoction"。显然，这种翻译忠于原文、表达鲜明、译文简洁，保证了译名信息密度（李照国，2008）和原文相一致。

借助介词的直译主要有借助介词"of"，"for"和"with"的翻译。如"化腐生肌散"的译名"powder for removing necrotic tissue and promoting granulation"，很好地表达出该散剂的功效是去除人体疮面腐肉，促进血肉重新生长的功效。"八宝眼药"的译名"eye drop with eight precious ingredients"，将八宝眼药是由八种珍贵的药材组成的眼药水含义表达出来，让患者对方剂的剂型和药物组成数量一目了然，可以放心使用。"四乌鲗骨一蘆茹丸"译为"four of cuttlefish bone to one of madder pill"，将该方剂的药物来源"四乌鲗骨"即乌贼（cuttlefish）的四块骨头（four bone）磨成粉状并制成丸（pill）清晰地表达出来。

通过上述研究可知，《中医基本名词术语中英对照国际标准》和《传统医学名词术语国际标准》主要采用直译的翻译策略，这个策略能较好地表达出原文的语言形式和术语文化内涵。这为后续术语英译标准的制定工作提供了翻译策略方面的参考。然而，术语翻译标准的发展任重道远，现有翻译术语标准的维护机制尚未发展完善，部分术语译名未能与时俱进，这也值得进一步的研究。

# 参考文献

Wang K. , Liu L. , Li W, et al. , Study on International Standard Multilingual

Nomenclature of Chinese Medicine ［J］. *Chinese Journal of Integrative Medicine*, 2010, 16（2）：176 – 179.

WHO. *The Western Pacific Region. International Standard Terminologies on Traditional Medicine* ［M］. Geneva：World Health Organization, 2007.

WHO. *International Standard Terminologies On Traditional Chinese Medicine* ［M］. Geneva：World Health Organization；2022.

北京日报. 世界卫生组织首次颁布传统医学名词术语国际标准 ［J］. 中国新药杂志, 2007（20）：1659.

陈婉姬、陈明明、应静芝等. 伏天膏穴位贴敷冬病夏治小儿哮喘的临床研究 ［J］. 中国中医药科技, 2013, 20（01）：14 – 15.

陈晓勤、许勇、倪伟等. "阳虚哮喘敷贴方" 穴位敷贴对支气管哮喘免疫机制的影响 ［J］. 中国中医急症, 2012, 21（05）：701 – 702.

范为宇. 国际传统医学信息标准化工作进展 ［J］. 国际中医中药杂志, 2006（03）：136 – 140.

方廷钰、陈锋、包玉慧等. 中医翻译历史和中医术语翻译 ［J］. 中国科技术语, 2015, 17（06）：26 – 29.

国家中医药管理局. 中医基础理论术语：GB/T 20348—2006 ［S］. 北京：中华人民共和国国家质量监督检验检疫总局, 中国国家标准化管理委员会, 2006.

何雅莉、郭兰萍、葛阳等. ISO/TC 249 中药国际标准制定现状及发展策略 ［J］. 中国中药杂志, 2022, 47（13）：3675 – 3680.

李洁. 中医气功常用术语词典（西汉双解）［M］. 上海：上海科学技术出版社, 2021.

李永安、董娜、史文君等. 对两套中医译名标准化方案中的语法问题的探讨 ［J］. 中国中西医结合杂志, 2017, 37（02）：9245 – 9246.

李永安、董娜、史文君等. 对两套中医译名标准化方案中的语法问题的探讨 ［J］. 中国中西医结合杂志, 2017, 37（02）：245 – 246.

李永安. 英汉西医——汉英中医常用词典 [M]. 北京：北京理工大学出版社，2010.

李照国. 1995 和 1997 中医国家标准的英语翻译问题探讨 [J]. 中西医结合学报，2010，8 (11)：1090 – 1096.

李照国. 汉英双解中医临床标准术语辞典 [M]. 上海：上海科学技术出版社，2017.

李照国. 论中医名词术语英译国际标准化的概念、原则与方法 [J]. 中国翻译，2008，29 (04)：63 – 70.

李照国. 中医英语翻译技巧 [M]. 北京：人民卫生出版社，1997.

卢琰、李永安、申艳星等. 两套中医译名标准化方案中译名用词问题的探讨 [J]. 西部中医药，2017，30 (03)：142 – 145.

马伦、李永安、曲倩倩.《传统医学名词术语国际标准》英译问题探讨 [J]. 西部中医药，2021，34 (07)：158 – 161.

孟和. 英汉汉英医学分科词典. 中医药学分册 [M]. 北京/西安：世界图书出版公司，2008.

闵玲. 中医基础术语英译标准的分层构建设想 [J]. 西部中医药，2017，30 (08)：167 – 169.

欧阳宗馨. 汉德·德汉中医名词成语词典 [M]. 天津：南开大学出版社，2009.

史楠楠、韩学杰、刘兴方等. 国际标准化组织中医药技术委员会 (ISO/TC249) 工作进展及工作建议 [J]. 世界中西医结合杂志，2011，6 (08)：734 – 736.

世界中医药学会联合会. 中医基本名词术语中英对照国际标准 [M]. 北京：人民卫生出版社，2008.

陶伟、周恩. 中医方剂术语英译现状、原则与策略——以《中医基本名词术语中英对照国际标准》为例 [J]. 中医药管理杂志，2018，26 (08)：30 – 34.

王昊、刘珍珠、杜渐等．中医学"五态人"与韩医学"四象人"人格特征异同探析［J］．中国中医基础医学杂志，2021，27（04）：598－602．

王小芳、李涛安、高新颜等．中医治疗学基本术语英译标准对比研究［J］．中华中医药杂志，2015，30（07）：2334－2337．

王晓鹰、章宜华．英汉医学词典［M］．北京：外语教学与研究出版社，2008．

王永炎、朱建平．五年来中医药学名词审定工作［J］．科技术语研究，2005（03）：29－31．

王跃溪、史楠楠、刘玉祁等．ISO/TC249中医药国际标准化工作进展分析及建议［J］．世界中西医结合杂志，2015，10（12）：1745－1747．

徐丽、张喆、闵玲等．中医术语英译标准的回顾与前景［J］．西部中医药，2021，34（03）：158－161．

杨晶鑫．近世日本汉方医学变迁研究［M］．长春：吉林大学出版社，2010．

杨倩、黄奕然、王忆勤．WHO与ISO舌象术语英译国际标准对比研究［J］．国际中医中药杂志，2022，44（08）：849－853．

叶晓、张红霞．中医术语英译标准化的历史回顾和问题探讨［J］．中医典籍与文化，2021（01）：83－94．

张永贤．世界卫生组织颁布《WHO传统医学国际标准术语》［J］．华夏医药．2008（05）：333．

中国外文局翻译院．中医药文化国际传播抗疫相关术语英译参考发布［EB／OL］．（2022－07－01）［2023－1－12］．http：//www. caot. org. cn/？m＝home&c＝View&a＝index&aid＝838．

周恩、苏琳．中医药术语英译研究趋势、问题与展望［J］．中国中西医结合杂志，2022，42（06）：754－759．

周强、李明、董全伟等．《国际疾病分类第十一次修订本（ICD－11）》传统医学章节与新版中医国家标准的比较研究［J］．上海中医药杂志，

2021，55（05）：1－6.

周雪芬. 汉法双解中医名词术语词典［M］. 上海：上海科学技术出版社，2009.

朱建平. 浅议中医药学名词术语的规范与审定［J］. 中医杂志，2003（04）：247－249.

朱建平. 中医药学名词术语规范化研究［M］. 北京：中医古籍出版社，2016.

——

第八章

案例分析

# 第一节 《金匮要略》方剂术语
# 译名文体风格特征分析

《金匮要略》是我国最早的杂病专著，古今医家称之为方书之祖、医方之经。该书共载方剂 205 首（其中 4 首只列方名，未载药物），用药 155 味，剂型可分为汤、丸、散、酒等内服药剂，又有熏、洗、坐、敷等外治药剂，约 10 余种（宋吉祥等，2021）。这些方剂配伍严谨、疗效卓著，不仅是《金匮要略》医书的精华，而且是我国中医药文化的重要组成部分。

本研究将在梳理相关研究动态的基础上，采用定性分析描述方剂英译名的形态、词汇和搭配方面的文体风格特征，以此展示不同译本中方剂译名的思想表达和人文关怀，准确传达中医药文化内涵。

## 一、研究现状

首先，笔者以"《金匮要略》""方剂"为关键词在 Springer，Web of Science，Scopus，CNKI，PubMed 等国内外数据库进行高级检索①，结果显示现共有 878 篇文献。现有文献研究集中在以下两方面：一是《金匮要略》方剂的配伍规律，如赖乾等（2018）利用中医传承辅助平台，采用软件挖掘得出的数据分析书中方剂用药

———————

① 检索日期截止为 2023 年 1 月 31 日上午 11：33 分。

规律，以指导临床医学用药；另有学者基于中医传承辅助系统软件，分析《金匮要略》中湿病、痰饮病和水气病三篇的组方用药规律（Dai，2019）。二是《金匮要略》方剂对治疗某种疾病的用药规律，如妇人杂病、水气病等，如有学者探讨了《金匮要略》中桂枝茯苓方对妇科血瘀证类疾病的用药规律和治疗效果，研究了《金匮要略》中方剂对中风病的治疗范畴（Li，2020）。

其次，笔者以相同的方式检索关键词"《金匮要略》""方剂""英译"，结果显示现共有文献 32 篇。其现有文献研究主要是基于翻译理论对《金匮要略》方剂中的互文符号、通假字、文化负载词等方面的翻译策略进行研究。如有学者立足系统功能语言学视角，对中医典籍《金匮要略》汉英译本的衔接机制进行研究（Qu et al.，2017）；有学者从生态翻译学角度探讨《金匮要略》两译本病证名英译差异的可能原因并提出对应的翻译策略（Mao et al.，2019）；一些学者基于多元系统理论对《金匮要略》的阮继源与罗希文译本的翻译策略进行对比，最后根据不同用语现阶段在系统中的不同位置提出不同的翻译策略（Qiu et al.，2020）；沈晓华（2020）从交际翻译理论分析罗希文译本的方剂翻译策略，发现该译本中文化类方剂主要采用音译法，或依照方剂主要成分的拉丁学名对译。

通过上述文献梳理可知，目前国内外存在对《金匮要略》方剂名称及其英译的研究，但研究集中在方剂治病规律及其英译的文化负载词、病症名、通假字的翻译及其翻译策略选择方面，较少关注方剂术语的英译文体的风格特征。故本案例重点关注文体风格特征，以把握文本本质结构、同一性和异质性，揭露文本蕴含的思想表达和终极关切。

## 二、文体风格综述

功能文体学派奠基人韩礼德（M. D. K. Halliday）以研究文学的文体风格为旨，提出"文体风格是有动因的突出"（motivated prominence），把概念功能（ideational function）、人际功能（interpersonal function）和语篇功能（textual function）这三种元功能（meta function）作为决定文体风格的"最终标准"（张德禄等，2015）。国内著名功能文体学家张德禄认为英语中"style"具有很重的语义负荷，分布于汉语中"文体""语体""风格"等三个概念中，有"统一性和特殊性"（张德禄等，2015）。徐德荣等（2018）认为"再现"是对等的翻译理念，而且是文体风格的对等。实现翻译的文体风格对等需要译者保持敏锐的文体意识，正如厄斯·贝耶尔（Beier，2014）所述，"译者是源语文本的读者，须考量原文的文体效应（effects of its style）"。无论是译者、译语使用者或是译语接受者，如果对作品缺乏必要的文体意识，那么作品突出的文体特征就会被忽略，进而造成翻译中文体风格流失（徐德荣等，2018）。因此，功能文体学派将焦点集中于"style"中的"文体"意义，即语言形式层面，在本案例中表现为形态、词汇和搭配层面的文体。

笔者以和上述相同的方式检索①相关领域文献，结果显示现共有研究文献超过 5000 篇。现有文献研究集中在以下三方面：一是诗歌、散文、小说等文学译本的文体风格研究。如焦典等（2020）研究了翻译大家许渊冲先生和两位美国汉学家（Stephen H. West，Wilt L. Idema）的《西厢记》英译本的文体风格；蒋硕（2022）研

---

① 检索日期截止为 2023 年 1 月 31 日下午 19：19 分。

究了晚清上海徐家汇天主教神父晁德莅编译的拉丁文五卷本《中国文化教程》散文及其文体风格。二是对韩语、英语等语言翻译文体风格的历史研究。如以《圣经》韩译为例子,学者研究了汉译韩长久以来在翻译文体风格方面发生的演变(Kim et al.,2003);一些学者(Hoon et al.,2019)研究了《荒原》韩译本 20 世纪 50 年代到 21 世纪初期的翻译语言文体风格。三是对文体风格研究所属的学科以及文体与翻译方面的联系。如王澍(2020)探讨了"文体"与"风格"是否应该归属于同一个学科;董芳源(2021)研究了儿童文学翻译中的文体风格,认为文体风格可以通过对不同语域中的语音变异、词汇变异、句法变异和修辞手段的翻译实现再现。

上述文献梳理表明,国内外学术界现有关于文体风格方面的研究集中在诗歌、散文、小说等文学译本的文体风格研究、语言文体风格的演变以及翻译与文体风格之间的关系,对医学典籍翻译方面的文体风格关注较少。故本研究以《金匮要略》三个较为典型的英译本方剂名称英译名为研究对象,探讨方剂翻译中形成的文体风格,进一步拓宽现有文体风格研究范围。

综上所述,本案例以 1987 年罗希文的 *Synopsis of Prescriptions of the Golden Chamber* 译本(以下简称"罗译本"),2003 年阮继源和张光霁的 *Chinese-English Textbook:Synopsis of Prescriptions of the Golden Chamber* 译本(以下简称"阮译本"),以及 2017 年李照国的 *Essentials of The Golden Cabinet* 译本(以下简称"李译本")中的方剂英译名为研究对象,对其进行形态、词汇和搭配方面的文体风格特征分析,以揭露不同译本中方剂译名的思想表达和人文关怀,准确传达中医药文化内涵。

### 三、《金匮要略》英译本概况

本研究涉及《金匮要略》英译本包括：1987 年由新世界出版社出版的罗希文翻译的 *Synopsis of Prescriptions of the Golden Chamber* 译本，2003 年由上海科学技术出版社出版的阮继源和张光霁翻译的 *Chinese-English Textbook：Synopsis of Prescriptions of the Golden Chamber* 译本，以及 2017 年由上海三联书店出版的李照国翻译的 *Essentials of The Golden Cabinet* 译本。

译者罗希文出生于中医药世家，系统研读过中医药相关的理论和典籍，同时也是英语专业毕业生，兼顾中医和英语专业知识，毕业后一直从事中医药典籍的翻译工作。阮继源和张光霁是中医科班出身，长期从事中医药教学和中医实践工作，拥有深厚的专业知识和实践经验。李照国兼具英语和中医学博士教育背景，长期从事中医典籍翻译工作，注重中医理论研究以及翻译原则，为中医典籍翻译提供了许多参考理论与框架。每一个译本的译者身份各不相同，其背景知识和价值观也会不一样，译本风格、语言特征、翻译策略等的选择也各不相同。

### 四、《金匮要略》方剂译名文体风格特征

#### （一）形态特征——字符

本案例研究的《金匮要略》形态特征主要指罗译本、李译本和阮译本方剂译名的字符特征。译语字符特征是源语意义符号化的过程，这表明方剂形态特征的翻译过程实际是一个符号化转换的过

程，是构建方剂理据的重要手段。译者通过符号对应建立起概念对应，用意义简写式引发认知主体对概念意义的感知，进而构建出方剂术语理据（郑安文，2021）。任何一个符号在译语中都代表源语的部分意义，不仅是词符表征概念体系的重要组成内容，也是译者语言习惯的重要体现。在翻译过程中，标点符号用法的标准和变化往往会在一定程度上融进译者的个人艺术风格（万昌盛，1991），体现译者的翻译偏好和理解。同时，多样化符号的使用有利于读者对译语的意义建构，促进读者对源语的意义感知与理解（郑安文，2021）。

李译本方剂大部分译名形式均为：音译名（中文名，英译名）。如"防己黄芪汤"的翻译："Fangji Huangqi Decoction"（防己黄芪汤，the root of stephania tetrandra and astragalus decoction），译者在译语中对药名分别使用了拼音和英文翻译，同时还加注了中文字符，这使源语意思更加趋于明晰化，信息更加全面具体。同时，译者也采用了大量的标点符号把复杂的方剂译名词汇间隔开，有利于增加读者的视觉享受。但较少使用连接字符，致使词与词之间的黏性增加，中医药名译语外观更为繁复。

阮译本方剂译名格式几乎统一为：音译名（英译名），拼音之间采用连字符进行连接。如"生姜半夏汤"的翻译：Sheng-jiang-ban-xia-tang（Fresh Ginger and Pinellia Combination）。译名采用大量连接字符连接译语单词，使方剂译名变得简洁有力，美观大方。但译者在音译名中采用大量的连接字符，会使方剂译名词汇之间黏着力更强，形态会更显拖沓。

罗译本方剂译名中较少使用标点符号，译名格式统一表达为：英译名（音译名）。如"栝蒌牡蛎散"的译名："Trichosanthis and

Concha Ostreae"（Gualou Muli San），词汇意义表达更为简洁有力，易于读者感知和建构译语意义（标准摘录，2020），较少使用各种形式的标点符号使形态也较为简洁。

## （二）词汇特征——风格标记词

本案例中《金匮要略》译本在词汇层面的文体特征主要是指译者的风格标记词。"风格标记词（style markers）是指作家对某些词汇的偏好，这些词可以是与文章内容有关的词汇，也可以是与内容无关的词汇，通常是某一作家喜欢用而其他作家不常用的词"（胡显耀，2021）。通过观察案例所选三个译本方剂译名的区别，并结合本书第四章所阐释的方剂特征，本案例选取虚词中的冠词、介词、连词和感叹词作为译者的风格标记词。

显然，无论是罗译本、李译本或是阮译本，其方剂译名均没有使用感叹词，这符合方剂译名情感中性词的特性，故本案例对译名的感叹词不做讨论。冠词只能与药名放在一起（一般用于药名之前）帮助说明疾病对应的中医药。李译本的译者习惯使用冠词"the"，使方剂处方中的中药名具有更明确的药物指向。介词用来连接方剂处方中中医药和疾病的关系。罗译本的译者常常使用介词"of"来翻译方剂名称，表示方剂所属剂型。这无疑使方剂处方中的中医药、患者和疾病之间的联系更为紧密。阮译本中的译者更多使用连词"and"来连接方剂处方中的不同中药，以此突出同一方剂中中医药的成分组合。

风格是个人在谈话和写作中运用语言的方式和作风，它是通过内容和形式两方面体现出来的。从文体学的角度看，风格是对标准语或称语言共核的偏离（林玉鹏，2002）。从译者语言运用的角度看，有文学性的中医语言往往更复杂，更难掌握，需要译者不断实践、长期积累，才能娴熟运用。《金匮要略》原著中方剂命名主要依据药物名称（孙世发，2000），具体是指依据方剂组成中的某一味药物或某几味药物的名称来为方剂命名，这种命名方式最为原始朴素，简明易懂，不但能够直接看出构成该方所用的药物，而且可以通过我们所掌握的药物的相关知识，间接说明该方中的相关药物主要作用。由此可知，在风格标记词使用方面，李译本和阮译本更为符合方剂原文的命名理据，既能突出译者的翻译偏好，又符合方剂的命名理据，突出其潜在的文化形象。

## （三）搭配特征——"2 词序列"

在语言内部各个系统中，词汇搭配对社会、文化的反应最为直接、敏感，任何一种语言的搭配系统，其构成成分都会受到社会状况、宗教信仰、风俗习惯等诸多文化因素的影响与制约。方剂名称词作为中医药专用名词，历经五千多年的发展变迁和无数代人的实践检验，其中负载着深厚中医药文化内涵，每一位译者在翻译方剂名称时，译名词汇间搭配应该反映中医药文化间的勾连，体现出疾病病症、所用方剂、服用方法、服用时间和治疗效果之间的联结。所以本案例的搭配特征特指"2 词序列"，该特征独立于文本内容，既可以考察词之间的类联接，也可以考察词构成的短语和语法之间的类联接关系（胡显耀，2021）。

本案例通过利用 Antconc 2.3 软件对各译本的"2 词序列"进行排序，可得李译本频数最高的为"decoction for"，其频数为23。罗译本中，最高频的为"decoction of"，其频数为138。这表明两个译本在方剂译名搭配上会优先突出处方的"汤剂"剂型概念，这有利于区分药剂"×××汤/丸/散"和药方"×××汤/丸/散方"的概念。但上述研究表明，罗译本更常用介词"of"，强调同一方剂中药物和剂型的联系。对于大众读者来说，显然既突出方剂的药物组合成分，又突出处方的"汤剂"剂型概念的方剂译名更具可理解性。由此可知，罗译更能充分代表和展现方剂中的药物组成，也能体现方剂本身的剂型区别。在阮译的"2词序列"中，最高频的词为"gui zhi"，其频数为19。这表明阮译本在方剂译名翻译过程中，更注重优先表达方剂的药物组合成分，帮助读者将语篇信息聚焦在药方内涵层面。

如表1所示的例子"皂荚丸"，李译和阮译更喜欢把方剂中的药物组成放在译名前面，以此优先突出方剂的中药成分，罗译则把方剂剂型放在前面，提醒读者优先注意剂型再考虑剂型下的中医药物组成成分，强调不同剂型需要配备不同的服用方法。

表1　各译本搭配方剂译名举例

| 方剂名称 | 李译 | 罗译 | 阮译 |
|---|---|---|---|
| 皂荚丸 | Zaojia Pill（皂荚丸，gelditsia Pill） | Pills of Fructus Gleditsiae Sinensis（Zaojia Wan） | Zao-jia-wan（Gleditsia Formula） |

本研究对《金匮要略》译本中方剂的译名形态、词汇和搭配层面的文体特征进行分析，发现每个译本各有所长。读者可以根据自己的文化背景、知识背景等来选择合适的读本。文体风格特征的分析能在一定程度上挖掘方剂英译的内在规律，还原方剂英译本质，传达内在药学信息和中医药学文化。方剂文化博大精深，中医文化的海外传播不仅仅是方剂术语译名的传播，往往还涉及中医文化影视、中医文化典籍、中医药治疗器械等的国际化传播。在新文科建

设背景下，文理结合将成为未来研究趋势（吴岩，2019）。因此未来研究方向除了可以从弥补上述研究不足出发外，也可以充分结合大数据、语料库、人工智能等新兴技术手段对《金匮要略》方剂中的隐喻特征、命名理据、译者风格、修辞手段等进行研究，深入促进中医药文化海外传播，增强国家文化软实力。

# 第二节　中医名词术语英译格式探讨

中医名词术语英译是中医翻译的重要组成部分，也是中医术语译名标准化发展的关键。如中医词典中的术语、世界卫生组织和世界中医药联合会各自发布的英译术语等，其格式的规范性不可小觑，关系到中医文化对外传播和国际医疗卫生合作能否顺利进行。目前国内外学者对中医名词术语英译的研究集中在术语译名内容标准化、译名结构简化技巧（李永安等，2008）、翻译原则和翻译策略四个方面。[①] 但英译格式作为名词术语译名最重要的一个组成部分，其问题也应引起研究者的注意。笔者将在本文中对此进行探讨并提出相应的解决方案。

在中医名词术语英译中，常见的英译格式是：一个名词＋一个名词，如"choroid plexus"（脉络丛）和"hair papilla"（毛乳头）；一个形容词＋一个名词，如"diffuse peritonitis"（弥漫性腹膜炎）和"anesthetic leprosy"（麻木性麻风）；名词＋of＋名词，如"head of femur"（股骨头）和"canal of Corti"（柯替氏管）。但也不乏部

---

① 文献梳理时间截止为 2023 年 2 月 1 日上午 10：00。

分不合乎中医英语规范的译名格式，如名词术语翻译成句子格式、名词＋过去分词格式等。故下文将以人民卫生出版社于 2004 年出版的金魁和主编的《汉英医学大词典》第 2 版、人民卫生出版社于 2008 年出版的李振吉主编的《中医基本名词术语国际标准》第 1 版、世界卫生组织 2007 年颁布的《传统医学名词术语国际标准》第 1 版为例，对其中存在争议的部分译名格式进行探讨。

## 一、"句子"格式

在英译格式上，名词术语翻译成句子主要体现在把主谓关系和动宾关系的中医名词术语翻译成句子的形式。

### （一）主谓关系的名词术语译成句子

部分中医名词术语仅在语义上是主谓关系，但逻辑上，却被译成主谓宾格式的句子。以《汉英医学大词典》（金魁和，2004）（以下简称《词典》）里面的部分中医术语英译为例，如表 2 所示。

表 2 译成"句子"的译名

| 中医名词术语 | 《词典》译名 |
| --- | --- |
| 胆者，中正之官 | The gallbladder serves as a regulator |
| 胆主决断 | The gallbladder controls decision-making power |
| 寒则气收 | Cold causes contraction |

表 2 中，"胆者，中正之官"和"胆主决断"两者语义上是指胆与中枢神经系统的某些精神活动（决心判断）有关，若气虚则怯懦多虑而不能决。胆主决断，还可以抵御某些精神因素刺激，维持人体气血的正常运行。在不同的医患场景中，病人疾病状况不同，

谓语的施动者也会不同。故术语英译时，逻辑上的谓语施动者不能一概而论为"The gallbladder"。"寒则气收"的意思为：寒气收缩，使阳气不得宣泄，寒在皮毛腠理，则毛孔收缩出现恶寒。该名词术语翻译成句子格式，不仅语义错误，而且也不符合名词术语的常见规范格式（李永安等，2017）。

## （二）动宾关系的名词术语译成句子

中医名词术语语言风格属于"文言文"，但其英译属于科技名词翻译，尤其是动宾关系的名词术语，在翻译过程中需要严格体现动宾的英语格式，若翻译成句子就违反科技名词术语翻译的基本性原则（李照国，2008）。笔者发现在中医名词术语英译中，仍存在部分把动宾关系的名词术语译成句子的现象。以词典的部分中医名词术语英译为例，如表3所示。

**表3 译成"句子"的译名**

| 中医名词术语 | 《传统医学名词术语国际标准》译名 |
| --- | --- |
| 扶正解表 | reinforce the healthy qi and release the exterior |
| 釜底抽薪 | take away firewood from under cauldron |
| 攻逐水饮 | expel retained fluid by purgation |

表3显示，《传统医学名词术语国际标准》均把动宾关系的名词术语"扶正解表""釜底抽薪"和"攻逐水饮"翻译成了句子。这违反了中医英译的基本原则，也使名词术语整体带上了英语句子的情感倾向属性（李纲等，2010），失去了中医名词术语的本质属性——客观性。

## 二、"名词 + 过去分词"格式

后置的过去分词短语与其修饰的名词之间既可以表达一种主谓关系也可以表达一种动宾关系，因此名词术语英译成"名词 + 过去分词"格式的时候必须紧扣中医术语的使用语境，否则会产生歧义（马伦等，2021）。以《词典》里面的中医名词术语英译为例，如表4所示。

表4　译成"名词 + 过去分词"格式的译名

| 中医名词术语 | 《词典》译名 |
| --- | --- |
| 脾虚多涎 | salivation caused by deficiency of spleen |
| 气（怒）膈 | dysphagia related to qi |
| 辨证取穴 | point selection based on syndrome differentiation |

表4中，"脾虚多涎""气（怒）膈"和"辨证取穴"的翻译采用了后置过去分词作定语修饰前面的名词，倘若只看英文，前面的名词既可以是过去分词行为动作的发出者，也可以是过去分词行为动作的受事者。在回译过程中，语义模糊不清会导致名词信息的流失，自然也就无法完整表达中医名词术语原语蕴含的深厚的中华文化。

## 三、"介词短语引导的名词"格式

介词短语引导的中医名词术语，在此处特指英译格式为"because of""due to""to"等引导的中医名词术语。这些介词短语出现在中医名词术语英译中，赋予了前后词汇特定的因果关系和目的关系。以《词典》里面的中医名词术语英译为例，如表5所示。

表5 译成"介词短语引导的名词"格式的译名

| 中医名词术语 | 《词典》译名 |
|---|---|
| 甘疳 | malnutrition of children due to improper diet |
| 肝郁胁痛 | hypochondriac pain due to stagnation of liver-qi |
| 定惊 | to relieve convulsion |

表5中，译者把名词术语"甘疳"和"肝郁胁痛"的词内语义关系理解为因果关系，但实际上"甘疳"是小儿疳证之一，多因脾虚、伤于肥甘、积滞化热所致。"肝郁胁痛"则多因悲哀恼怒引起。术语本身的含义是指一般情况，排除了特殊情况。由此可知，直接英译为"due to"格式为中医名词强加上了任何情况下都存在的因果关系，造成语义错误。再如"定惊"译名直接以介词短语"to"引导，这不符合中医英语的规范。一方面，"to"后面既可以加 $V_{原}$ 也可以加 $V_{ing}$ 形式，其后面接的动词形式不同，术语适用的语境、功能和含义也大相径庭。另一方面，在英语中，动词具有矢量性，即英语动词概念化时对动作行为的矢量特征的处理方式是具有方向性的，该方向由动词施事主体和受事主体共同决定（石毓智，2004）。例如用火煎熬白术 "decoct Rhizoma Atractylodis Macrocephalae"，矢量方向为 $V{\rightarrow}O$；用火取暖 "warm oneself by a fire"，矢量方向为 $S{\leftarrow}O$。但 $to+V_{原}$ 类英译格式往往限定了动词的矢量为 $V{\rightarrow}O$，违反了英语动词的语法和语义规律。

## 四、"名词 + of + 名词 + of + 名词" 格式

简洁是中医用语的一大特点，因此中医名词术语英译也应保留这一特点，力求简明扼要地传递名词术语中蕴含的医学信息。过多"of"的使用，不仅会使译名显得冗长，而且会淡化译名核心词的

意义。以《中医基本名词术语国际标准》（李振吉等，2008）里面的中医名词术语英译为例（表6所示），"病机学说""足发背"和"锁喉痈"的译名都使用两个"of"连接单个名词。这不仅不符合英语名词的使用习惯，而且冗长的英语名词也进一步淡化了"of"前后修饰的核心词意义。

表6　译成"名词+of+名词+of+名词"格式的译名

| 中医名词术语 | 《中医基本名词术语国际标准》译名 |
| --- | --- |
| 病机学说 | theory of mechanism of disease |
| 足发背 | phlegmon of dorsum of foot |
| 锁喉痈 | cellulitis of floor of mouth |

## 五、解决方案

通过上述案例分析可知，中医名词术语英译格式仍存在问题值得商榷，下面笔者将结合中医翻译实践和理论研究提出相应的解决方案。

### （一）辨清词间关系

中医学根植于中国传统文化，具有自身独特的语言特点和文化内涵，在"取象比类"的背景下有着大量的隐喻式概念（周恩，2018）。因此，在中医名词术语英译之前，译者需要积累深厚的中医药专业知识，充分了解中医名词蕴含的表层含义和深层含义，理清词与词之间的关系，避免译成句子的格式。从上文句子译例可以看出，译者把名词术语语义上和逻辑上的词间关系（季长青，2002）混为一谈，忽视了原语本身的格式和词性，直接导致了译名的语义错误。因此，中医名词术语英译时应充分区分术语词汇间的语义关系和逻辑关系，遵循名词术语本身或主谓或动宾的格式并兼顾名词词性。如译成"N + V-ing"格式，这相当于一个复合形容词作修饰语构成名词，该动词与前面的名词在逻辑上为动宾关系（李永安等，2008）。这样翻译出来的术语既符合现代医学名词术语的格式要求，也体现了这些中医名词术语原语语义上的主谓和动宾关系，避免了误译甚至是错译。据此，笔者将上述表1和表2的译名进行修改，如表7所示。

表7　句子格式译名修改举例

| 中医名词术语 | 《词典》译名 | 修改译名 |
|---|---|---|
| 胆者，中正之官 | The gallbladder serves as a regulator | the gallbladder serving as a regulator |
| 胆主决断 | The gallbladder controls decision-making power | the gallbladder controlling decision-making power |
| 寒则气收 | Cold causes contraction | cold causing qi to contract |
| 扶正解表 | reinforce the healthy qi and release the exterior | reinforcing the healthy qi and releasing the exterior |
| 釜底抽薪 | take away firewood from under cauldron | taking away firewood from under cauldron |
| 攻逐水饮 | expel retained fluid by purgation | expelling retained fluid by purgation |

## （二）遵循回译性原则

在回译性原则下，中医名词术语原语和译语的结构和字面意义都极其相近。在国际中医药交流中，这样的译名有利于实现信息的双向传递（李永安等，2011）。但上文中的译名格式却因译名施事主体和受事主体的不明确而发生信息失真，即术语本身携带的医学信息会发生流失，难以回译，这不利于构建中医国际形象（李永安等，2020）。因此这类术语英译时需要遵循回译性原则，避免动词动作的施事主体和受事主体的混乱，准确传递术语信息。可将上文中的译例作如下改译（表 8 所示）。

表 8　名词 + 过去分词格式译名修改举例

| 中医名词术语 | 《词典》译名 | 修改译名 |
|---|---|---|
| 脾虚多涎 | salivation caused by deficiency of spleen | spleen deficiency salivation |
| 气（怒）膈 | dysphagia related to qi | qidysphagia |
| 辨证取穴 | point selection based on syndrome differentiation | syndrome differentiation point selection |

## （三）遵循英语语法和语义规律

英语具有特定的语法规律和组词结构，词汇间也具有明确的语义联结关系。因此在中医名词术语英译过程中，译名需要严格遵循上述规律，不能生搬硬造，无的放矢，否则会传递错误的医学信息，严重者甚至会导致医疗事故。故译者倘若使用上文中提到的英译格式，会为译名强加上任何情况下都存在的因果或目的关系，这不符合原语与译语之间的语义联结关系。此外，在 "to + V原" 引导的名词术语中，其动词矢量方向固定为从左到右，这违反了英语动词的矢量规律。因此译者遇到这类中医名词术语时，需要注意中医原语是否明确表明了动词动作的矢量方向，再严格遵循英语语法和语义规律去进行翻译。因此，上文表 4 中的译名需要遵循英语语义和语法规律去进行修改（表 9 所示）。

**表 9  介词短语引导的译名修改举例**

| 中医名词术语 | 《词典》译名 | 修改译名 |
|---|---|---|
| 甘疳 | malnutrition of children due to improper diet | childrendietary malnutrition |
| 肝郁胁痛 | hypochondriac pain due to stagnation of liver-qi | liver-qi stagnationhypochondriac pain |
| 定惊 | to relieve convulsion | arresting convulsion |

## （四）遵循简洁性原则

简洁性原则要求中医名词术语不可释义性翻译，需简明扼要地表达其蕴含的医学信息（李照国，2008）。在上文的英译格式中，运载信息的原语被分解成多个"of"连接的译语词，译名变得极其繁琐，核心词汇意义被淡化，整体信息密度降低。按照信息密度的统计公式：信息密度＝原文词的语义单位（实词）数/译文词的语义单位（实词）数（李照国，2008），即名词术语中虚词"of"越少，英译的名词术语传递的信息就越多，信息失真度就越低。例如"阳虚阴盛 deficiency of yang with exuberance of yin"，原文语义单位有 4 个，译文语义单位有 7 个，那么其信息密度就是 4/7＝0.57＜1，这说明译名失去了部分原语的语义信息。因此上文格式的译名需要简化以增强信息密度，可去掉"of"，适当调整实词的名词、形容词等的词性，译出简洁且信息完整的译名。故可将表 5 译名修改，具体如表 10 所示。

**表 10  "名词＋of＋名词＋of＋名词"格式译名修改举例**

| 中医名词术语 | 《中医基本名词术语国际标准》译名 | 修改译名 |
|---|---|---|
| 病机学说 | theory of mechanism of disease | disease mechanism theory |
| 足发背 | phlegmon of dorsum of foot | foot dorsum phlegmon |
| 锁喉痈 | cellulitis of floor of mouth | mouth floor cellulitis |

笔者对中医名词术语英译格式提出些许浅见。中医名词术语作为中医文化海外传播的核心载体，其英译格式问题以及如何标准化仍需进一步探讨，以促进其格式进一步规范发展。

# 参考文献

Beier J. B. , *Stylistic Approaches to Translation* ［M］. New York：Routledge，2014.

Dai Y. , Wang Z. Analysis of Apriori and Cludtering Algorithm on Medication Rule in Prescriptions of Synopsis Golden Chamber for Disturbance of Water Metabolism ［J］. *Chinese Journal of Basic Medicine in Traditional Chinese Medicine.* 2019，25 (3). 373 – 376.

Hoon, K. T. , A Diachronic Study of the Korean Translations Styles on The Waste Land ［J］. *Studies in English Language & Literature.* 2021，47 (01)：21 – 42.

Kim, D. A. , Study on Development of Korean Translation Style ［J］. *Journal of The Society of Korean Language and Literature.* 2003，4：5 – 160.

Li N. , Wang X. , Sun P. et al. , Research Progress on Material Basis of Guizhi Fuling Prescription in Treating Gynecological Blood Stasis Syndrome ［J］. *Chinese Traditional and Herbal Drugs.* 2019，50 (9). 2210 – 2218.

Li J. , Shi Z. , Analysis on Apoplectic Joint Disease Pulse Syndrome and Treatment ［J］. *Journal of Traditional Chinese Medicine.* 2020，61 (12). 1033 – 1036.

Mao Y. , Qiu T. , An Eco-translatology Approach to The English Translation of Disease Names of Synopsis Golden Chamber ［J］. *Chinese Journal of Basic Medi-*

*cine in Traditional Chinese Medicine.* 2019, 25（3）：383 – 386.

Qiu J., Zhang B., Wang Y. Analysis of Two English Versions of Synopsis of Golden Chamber with Polysystem Translation Theory［J］. *Chinese Journal of Basic Medicine in Traditional Chinese Medicine.* 2020, 26（11）：1711 – 1715.

Qu L., Zhang B., Comparative Study on Application of Cohesion Mechanisms in Synopsis of Golden Chamber from Perspective of System-functional Linguistics［J］. *Chinese Journal of Basic Medicine in Traditional Chinese Medicine.* 2017, 23（10）：1471 – 1470.

World Health Organization. *WHO International Standard Terminologies on Traditional Medicine in the Western Pacific Region*［M］. Geneva：World Health Organization, 2007：101 – 105.

标准摘录：标点符号用法（GB/T 15834—2011）连接号的定义与用法［J］. 岩土工程学报, 2020, 42（07）：1330.

董芳源. 儿童文学翻译中的文体风格再现——以《汤姆·索耶历险记》译本为例［J］. 翻译研究与教学, 2021（02）：69 – 75.

季长青. 语境、语义与逻辑——英语工程技术资料译例浅析［J］. 中国科技翻译, 2002（02）：58 – 59.

蒋硕. 中国文体四分法先驱：论晁德莅译介中国散文与文体风格［J］. 中国比较文学, 2022（01）：122 – 140.

焦典, 杨东英.《西厢记》两种英译本的文体风格分析［J］. 华北理工大学学报（社会科学版）, 2020, 20（06）：132 – 136.

金魁和. 汉英医学大词典［M］. 北京：人民卫生出版社, 2004.

赖乾、袁振洁、李金田等. 基于中医传承辅助平台的《金匮要略》用药规律分析［J］. 甘肃中医药大学学报, 2018, 35（01）：94 – 98.

李纲、程洋洋、寇广增. 句子情感分析及其关键问题［J］. 图书情报工作, 2010, 54（11）：104 – 107.

李永安、董娜、史文君等. 对两套中医译名标准化方案中的语法问题的探讨［J］．中国中西医结合杂志，2017，37（02）：245－246.

李永安、李经蕴．对目前中医名词术语翻译中的一些建议［J］．中国中西医结合杂志，2008，28（12）：1127－1128.

李永安、曲倩倩、卢琰等．中医国际形象的翻译策略研究［J］．西部中医药，2020，33（02）：149－151.

李永安、王萱．英汉语言差异在中医翻译中的应用［J］．中国中西医结合杂志，2011，31（07）：991－993.

李照国．论中医名词术语英译国际标准化的概念、原则与方法［J］．中国翻译，2008，29（04）：63－70.

李振吉、贺兴东、王奎．中医基本名词术语中英文对照国际标准［M］．北京：人民卫生出版社，2008：211－213.

林玉鹏．标记理论和文学翻译的风格标记［J］．中国翻译，2002（05）：73－78.

马伦、李永安、曲倩倩.《传统医学名词术语国际标准》英译问题探讨［J］．西部中医药，2021，34（07）：158－161.

沈晓华．交际翻译策略视角下的《金匮要略》英译研究——以罗希文译本为例［J］．中国中西医结合杂志，2020，40（01）：116－120.

石毓智．英汉动词概念结构的差别对其被动表达的影响［J］．外语教学与研究，2004（06）：403－411.

宋吉祥、王权胜、何明．基于《金匮要略》"虚劳里急"治疗盆底肌肌肉紧张性前列腺痛［J］．中国中医基础医学杂志，2021（09）：1006－3250.

孙世发．方剂命名规律探讨［J］．中国中医基础医学杂志，2000（01）：11－14.

万昌盛．英语标点符号手册［M］．四川：四川人民出版社，1991.

王澍．论风格学不宜屡入文体学［J］．学术界，2020（08）：82－96.

吴岩．新使命 大格局 新文科 大外语．外语教育研究前沿．2019，2（03）：3－7.

徐德荣、王圣哲. 功能文体学视域下动物小说翻译的文体风格再现 [J]. 中国海洋大学学报 (社会科学版), 2018 (01): 104 – 110.

张德禄、贾晓庆、雷茜. 英语文体学重点问题研究 [M]. 北京: 外语教学与研究出版社, 2015.

郑安文. 符号的片面化与术语翻译中的理据性问题 [J]. 中国科技术语, 2021, 23 (03): 49 – 53.

周恩. 中医隐喻英译: 原则与策略 [J]. 中国中西医结合杂志, 2018, 38 (06): 741 – 744.

—

# 第九章
# 现状、问题与展望

# 第一节　引言

2022 年，国务院办公厅印发《"十四五"中医药发展规划》，该规划明确提出了要继承和弘扬我国深厚的中医药文化，促进中医药健康发展服务能力，完善中医药发展体系。中医药文化的海外传播、国际贸易等都离不开翻译。因此，整理现有关于中医药文化英译策略这方面的研究现状、问题，并据此展望未来发展趋势十分有必要。这有助于中医药文化取其精华，去其糟粕，守正创新。

通过上述对中医药典籍《黄帝内经》《伤寒杂病论》《难经》《神农本草经》等的英译策略研究以及国内外术语英译标准的动态梳理，本研究发现中医药文化英译策略现状主要表现为以下三方面：一是研究对象集中化，多以中医药文化典籍《黄帝内经》英译策略为主；二是研究指导理论多元化，如生态翻译学理论、多元系统论、功能对等理论、语言国情学理论等；三是研究方法多以论证和举例形式的定性描述为主。下文将对此进行详细的阐述。

# 第二节　中医药文化英译
## 策略研究的现状

## 一、研究对象集中化

现有研究多以《黄帝内经·灵枢》和《黄帝内经·素问》英

译本的翻译策略研究为主。较少涉及中医药译家翻译思想、外治法则、《巢氏诸病源候论》《温疫论》《本草纲目》《备急千金方》等方面的英译策略研究。

首先本研究以"黄帝内经（*Huang Di Nei Jing* OR *The Yellow Emperor's Classic of Internal Medicine*）"和"英译策略 / 翻译策略（translation strategies）"为关键词在 Springer，Web of Science，Scopus，CNKI，PubMed 等国内外数据库进行高级检索①。检索结果表明现有关于《黄帝内经》英译研究文献将近 500 篇。其中策略研究文献 100 余篇，研究主题集中在不同译本或者同一译本中的文化负载词、修辞格、术语的英译策略研究。如苏琳、周恩（2022）以《黄帝内经》中的"经"字为例，研究李照国、文树德、吴连胜全译本对应的译语，对比分析"经"字各义项译文，进而探讨《黄帝内经》一词多义现象英译策略。研究发现《黄帝内经》中的一词多义主要采用直译策略，辅以增译，以最大限度地传递原文信息，折射出中医药文化的语言、思想的发展与变迁。

本研究以与上述相同的方式进行高级检索②，发现与《黄帝内经》英译策略研究相比，其他中医药典籍，如《伤寒杂病论》《难经》《神农本草经》《金匮要略》等的英译策略研究较少。表现为其他中医药典籍英译策略研究文献加起来不超过 100 篇，不足《黄帝内经》英译策略研究文献数量的五分之一。其研究时间集中在最近十年（张晨晨、谭业升，2021）。

如谷峰（2018）研究了《伤寒杂病论》中医隐喻术语的英译策略，发现现有译本主要采取意译、音译加注释的方式翻译隐喻术

---

① 检索时间截止为北京时间 2023 年 2 月 14 日上午 9：45 分。
② 检索时间截止为北京时间 2023 年 2 月 14 日上午 10：20 分。

语。沈晓华（2019）以《金匮要略》罗希文译本为研究文本，从交际翻译策略视角分析该译本在中医学医理、病症描述、方剂治法三个层面的英译逻辑和方法，发现其主要采用增译、释义、文内外注释、显化、省译、转译等归化译法。杨帆（2020）基于《难经》鲍译本和文译本，分析其前二十难中医术语的英译策略。发现《难经》两个译本的中医术语英译策略尚未统一，鲍勒·弗劳斯和文树德多采用直译为主。赵丽梅、汪剑（2022）围绕语言认知机制研究《神农本草经》，研究基于汉英句式差异的分析探讨汉语句子的英译四策略，即主语的多重补充、不定式的使用、否定的逆向转换、实词或虚词的必要补偿在《神农本草经》主要句型汉英转换中的实践操作。

术语英译标准策略则集中在现有标准翻译策略问题的探讨，较少探讨其采用的翻译策略。如马伦等（2021）认为世界卫生组织西太平洋区颁布的《传统医学国际标准名词术语》中存在英译问题：逻辑不清、译语信息表达不完整、误译，并指出中医术语英译应结合其所在语境，深究内涵，力求"信"与"达"。

## 二、研究理论多元化

现有中医药文化英译策略指导理论百花齐放，主要有生态翻译学理论、多元系统论、功能对等理论、语言国情学理论、交际翻译理论等。如范延妮、田思胜（2014）以语言国情学理论为指导，将《伤寒杂病论》中的文化负载词分为中医疾病类、中医症状类、病因病机类、中医哲学类及其他，并研究了不同类属文化负载词的翻译策略，发现其主要采用了直译、音译和加注解释的翻译策略。吴纯瑜、王银泉（2015）以生态翻译学理论为指导，对比《黄帝内经》李照国和伊扎尔·威斯译本中的文化负载词翻译，结果发现李译本对于文化负载词常通过音译和释义保留中医文化，而伊扎尔·威斯译本则采用直译，但也曲解了部分术语的中医内涵。

刘凯、汤蕾（2021）以系统功能语言学中的"元功能对等"理论为基础，对《金匮要略》原文与译文在翻译策略层面展开经验、逻辑、人际、语篇元功能方面的对比分析和评价，并指出翻译作为信息类文本的中医哲学思想类语句，应以源语为导向，采用异化翻译策略，合理使用名词化隐喻等手法，以实现概念功能对等为首要目的，从而做到意义最大程度的传递。张晶（2015）基于认知语言学理论对《难经》鲍勒·弗劳斯（Bob Flaws）译本、文树德（Paul U. Unschuld）和李照国译本的脉象隐喻术语进行英译策略分析，研究发现译者翻译该类术语时主要采用了意译法，以更好地表达其中隐含的文化因素和语义关联。

## 三、研究方法定性化

尽管现有文献研究译本各不相同，所依据的翻译或语言指导理论也各具特色，但大部分研究均是采用定性描述方法。在定量分析方面，以语料库方法为主，但也仅有 51 篇①文献，其中有 27 篇是探讨中医药文化英译语料库的理论建设问题（王萌等，2021）。如徐春捷、赵秋荣（2014）提出了中医语料库建设的理论原则：尊重自然语言与自然翻译，尊重语言事实与翻译事实。另外，有 18 篇文献是基于语料库研究中医文化英译，其中 4 篇为核心文献，剩下的文献为语料库在中医教学或人才培养方面的应用研究。如陈宁等

---

① 数据库检索时间截止为北京时间 2023 年 2 月 14 日下午 17：11 分。

（2012）提出语料库及基于语料库的网络翻译教学对中医英语翻译人才培养的建议。由此可见，中医药文化英译策略的研究方法层面，定性方法仍占主导地位，以语料库为代表的定量研究方法则在逐步发展。

综上可知，中医药文化英译策略研究现状呈现三个特征：研究对象集中化、研究理论多元化和研究方法定性化。尽管这三个特点为中医药文化的发展带来了丰硕的理论和实践成果，但也引发了一些问题：较为狭窄的研究视域导致实证研究较少，基于纯粹的理论进行推演与阐释不可避免地带上较多的主观因素，使研究结论带有一定的偏颇性、主观性与随意性。下文将对目前中医药文化英译策略研究存在的问题进行简要阐释。

# 第三节　中医药文化英译
# 策略研究的问题与展望

## 一、问题

### （一）实证研究较少

检索数据表明①，在现有 1600 多篇关于中医药文化英译研究文献中，仅有 70 篇左右采用了语料库驱动的实证研究方法，且多集中在《黄帝内经》及其术语的实证研究方面。其主题分布

---

① 数据库检索时间截止为北京时间 2023 年 2 月 14 日下午 17：11 分。

如图 1 所示。

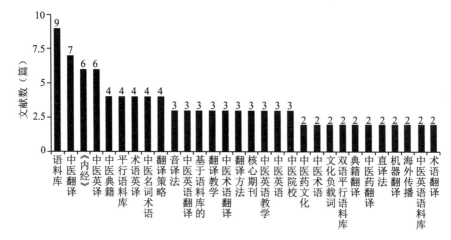

**图 1　实证研究主要主题分布**

资料来源：笔者自制。

　　由此可见，现有研究的研究方法以中医药文化典籍和术语的定性研究为主，鲜有定量或定性定量结合的研究，尤其缺乏基于大规模、取样均衡、代表性强的中医药翻译语料库的客观实证研究。研究多属于中医药化英译语料库的理论建设问题或者部分译本的英译策略问题，第一手实证数据比较少，尤其缺少与互联网时代相匹配的文本数据挖掘、文献计量等大数据研究方法。故在研究方法、研究的系统性方面还有较大的提升空间。

## （二）研究视域有待开拓

　　本研究根据上述检索结果统计发现，现有关于中医药文化英译策略的研究视域集中在《黄帝内经》《伤寒杂病论》《难经》《神农本草经》等中医药典籍及术语的英译策略研究层面，如图 2 所示。其中关于中医药典籍英译策略的研究就占据了半壁江山。

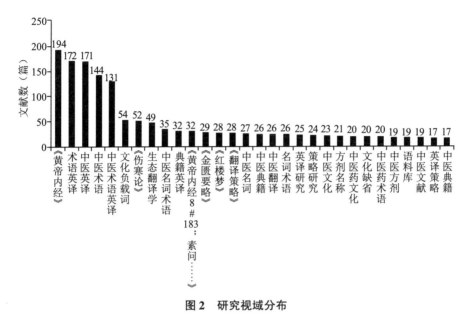

**图2 研究视域分布**

资料来源：笔者自制。

由此可知，现有研究在一定程度上忽视了中医药文化传播的译家思想、副文本特征、厚译程度、术语英译标准以及针灸、推拿和气功等中医外治法的翻译，同时也忽略了译者主体性在翻译过程中发挥的作用等。中医药文化翻译的目的是传播中医药文化、促进国际社会的交流与合作，助力建构良好的中华文化国际形象。但现有研究也较少关注作品的译介传播途径与效果。

## 二、展望

在上述中医药文化英译策略的现状描述、问题总结基础上，下文将结合学科发展需求和时代趋势，对中医药文化英译策略的未来发展进行展望。

## （一）学科交叉融合

2019 年，在"第四届全国高等学校外语教育改革与发展高端论坛"上，教育部高教司司长吴岩（2019）正式提出"新文科"概念，使文科发展成为"质量中国"建设的重要推力。新文科旨在"引领学科方向，回应社会关切，坚持问题导向，打破学科壁垒，以解决新时代提出的新问题"（樊丽明，2020）。其强调数字人文发展推向，以体现文科的社会价值与人文关怀（龚旗煌，2021）。在此背景下，文理融合，学科交叉发展成为翻译研究新的学科生长点。

中医药文化英译作为中医药和翻译专业的交叉学科，拥有深厚的文化底蕴。数智时代，要积极推动中医药英译与材料制造、软件工程、人工智能等自然科学的对话、交叉融合与协同创新，关注前沿科技发展及其对中医药文化翻译价值理念与思维方式的塑造，针对人工智能、大数据、云计算、物联网等带来的挑战，中医药翻译研究者、工作者、教学者等应该积极探索英译策略的新的支持理论、研究方法、研究路径，推动中医药文化英译策略研究朝纵深拓展，形成更多的交叉学科增长点。

## （二）拓展研究对象范围

"文化一经产生就有一种向外扩散和传递的冲动，始终在不断地流动与演化。"（徐永红，2022）"文化传承是文化的内在属性，不仅包括了对文化的继承和传播，更包含着对文化的创造性发展。"（李飚刚，2013）中医药文化创新发展的过程涉及对中医药文化的整合与重构，往往会呈现出一种螺旋式发展的模式。这要求继承者在翻译与传播中医药文化过程中，既要保持中医药文化的"黏度"与"深度"，又要释放其"强度"与"广度"，广泛涉猎与深入研究中医药文化蕴含的作品、思想与发展路径等，以传承中医药文化英译的多元主体，实现中医药文化的身份认同。

实际上，中医药文化博大精深，除了《黄帝内经·灵枢》《黄帝内经·素问》《伤寒杂病论》《难经》《神农本草经》《巢氏诸病源候论》《温疫论》《本草纲目》《备急千金方》等中医药文化典籍外，还有秦简医方、简帛医书、食疗、巫医的社会活动与历史发展、蚩尤与盐文化下的医疗实践考究、红色中医药文化资源、中医药翻译人才培养等方面也是中医药文化组成的一部分。这些研究对象也都值得进一步深入研究。

## （三）增加实证研究

近年来，物联网、区块链、人工智能、元宇宙等高新科技方兴未艾，翻译行业数智化进程加快，技术赋能翻译，进一步深化了数智技术在中医翻译教学、实践和研究中的应用广度和深度。在技术浪潮的冲击下，与互联网时代相匹配的文本数据挖掘、文献计量、语料库、情报管理等以大数据为基础的实证性研究方法应运而生。这些方法为中医药文化研究提供了第一手数据资料，使中医药英译策略研究过程更为客观科学。

上述研究表明，语料库方法已经逐渐应用在中医药文化英译策略研究中，但较为稀少。未来可继续从实践层面构建中医药语料库，为其理论研究提供大型数据库支撑。此外，文本数据挖掘、文献计量方法等也可用于中医药文化某一研究对象的历史梳理，学科增长点透视研究等方面。同样地，也可以利用元宇宙等模拟中医药文化口译策略的运用场景，以探索不同文化负载词、通假字、一词多义、隐喻语言等较为合适的口译策略，提高口译交际质量与效率。

## （四）完善术语英译标准体系

术语英译标准是中医药文化国际传播的重要利器，也是完善国内外中医药文化传播与发展体系的重要工具。但现有中医药术语标准英译策略方面仍是"各抒己见"。如 2007 年世界卫生组织颁布的《传统医学国际标准名词术语》与其 2022 年颁布的《中医术语国际标准》（WHO，2022）。尽管两个标准的制定主体相同，但最新一版的标准与 2007 年的术语标准相比，仍然存在术语分类范围、术语词条收录数量、拼音有无方面的显著差异。

因此，未来应该对现有中医药文化中的术语英译标准资源进行整合，从基本名词术语分类、名词数量、术语覆盖范围、拼音有无、释义、语种等多方面考虑，加快建立规范、统一的中医药术语英译国际标准，以避免术语英译策略的滥用、误用。同时也应该建立中医药术语英译语料库，针对同一类术语采用相同或相近的英译策略，以增加其规范性、易读性、可读性和理解性，为中医药文化国际传播添砖加瓦。

# 第四节　结语

本章对中医药文化英译策略的现状与问题进行了简要的总结，并依此提出学科交叉融合、拓展研究对象范围、增加实证研究、完善术语标准英译体系等值得进一步研究的方向。希望以小加大，为新的学科生长点提供"胚芽"。即在已有的理论基础上守正创新，探索中医药文化与新兴学科交叉研究和数字人文学科的融合性研究，满足学科发展的学术需求和社会需求，促进我国中医药文化英译研究纵深发展。

在中华文化走出去的背景下，中医药文化英译是时代的选择。经历过1000多年岁月的洗礼，中医药文化的独特魅力吸引了世界各民族的目光，逐渐成为中华民族走向世界舞台、承担更多的国际责任、推动人类文明发展的重要力量。中医药文化为全球健康危机应对、人类文明平等对话提供了重要途径。在习近平新时代中国特色社会主义背景下，中医药文化的语言服务者更应该守正创新，具备强烈的国家意识与社会责任，为我国的中医药文化翻译事业发展贡献自己的一份力量。

# 参考文献

WHO. *The Western Pacific Region. International Standard Terminologies on Traditional Medicine* ［M］. Geneva：World Health Organization，2007.

WHO. *International Standard Terminologies On Traditional Chinese Medicine* ［M］. Geneva：World Health Organization；2022.

陈宁、张晓枚、李晓莉. 语料库技术在中医翻译人才培养中应用的可行性分析 ［J］. 中国中医基础医学杂志，2012，18（05）：570 – 571.

樊丽明. "新文科"：时代需求与建设重点 ［J］. 中国大学教学，2020（05）：4 – 8.

范延妮、田思胜. 语言国情学视角下的《伤寒论》文化负载词英译探析

[J]. 中华中医药杂志, 2014, 29 (05): 1333 – 1337.

龚旗煌. 新文科建设的四个"新"维度 [J]. 中国高等教育, 2021 (01): 15 – 17.

谷峰. 概念隐喻认知视角下《伤寒论》中医隐喻术语的英译 [J]. 中国中西医结合杂志, 2018, 38 (03): 361 – 364.

胡庚申. 文本移植的生命存续——"生生之谓译"的生态翻译学新解 [J]. 中国翻译, 2020, 41 (05): 5 – 12.

李耰刚. 浅析重构文化传承机制的现实必要性 [J]. 改革与开放, 2013 (10): 187 – 188.

刘凯、汤蕾. "元功能对等"视阈下的《金匮要略》英译研究 [J]. 中国中医基础医学杂志, 2021, 27 (11): 1810 – 1813.

马伦、李永安、曲倩倩.《传统医学名词术语国际标准》英译问题探讨 [J]. 西部中医药, 2021, 34 (07): 158 – 161.

沈晓华. 交际翻译策略视角下的《金匮要略》英译研究——以罗希文译本为例 [J]. 中国中西医结合杂志, 2020, 40 (01): 116 – 120.

司高丽、司富春. 中医药文化对外传播的现状、问题与对策研究 [J]. 时珍国医国药, 2022, 33 (08): 1963 – 1965.

苏琳、周恩.《黄帝内经》一词多义英译策略——以"经"为例 [J]. 中国中西医结合杂志, 2022, 42 (01): 112 – 116.

王萌、袁向东、李涛安. 语料库在中医英译中的应用与发展 [J]. 中国中医药现代远程教育, 2021, 19 (17): 198 – 201.

吴纯瑜、王银泉. 生态翻译学视阈下《黄帝内经》文化负载词英译研究 [J]. 中华中医药学刊, 2015, 33 (01): 61 – 64.

吴岩. 新使命 大格局 新文科 大外语 [J]. 外语教育研究前沿, 2019, 2 (02): 3 – 7.

徐春捷、赵秋荣. 中医翻译框架中的英汉平行语料库的研发 [J]. 外语学刊, 2014 (04): 152 – 154.

徐永红．中医药文化传承战略思考 ［J］．学术界，2022（05）：172 -
180．

杨帆．《难经》前二十难中医术语英译分析 ［J］．西部中医药，2020，33
（11）：165 - 168．

张晨晨、谭业升．"中医西传" 视域下《伤寒论》英译本的海外传播与
接受研究 ［J］．解放军外国语学院学报，2021，44（04）：150 - 158．

张晶．基于隐喻认知的《难经》脉象英译商榷 ［J］．西部中医药，
2015，28（04）：160 - 161．

赵丽梅、汪剑．认知翻译学视角下《神农本草经》的英译研究 ［J］．中
国中医基础医学杂志，2022，28（08）：1335 - 1338．